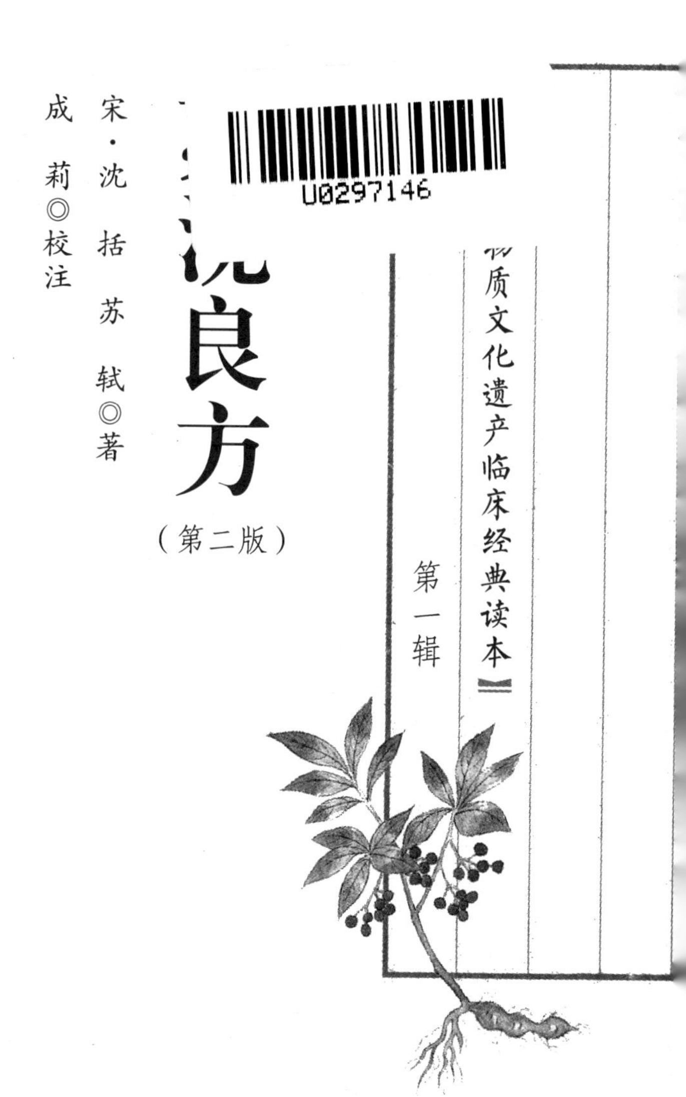

物质文化遗产临床经典读本

第一辑

沈良方

（第二版）

宋·沈括 苏轼◎著

成莉◎校注

中国健康传媒集团
中国医药科技出版社

图书在版编目（CIP）数据

苏沈良方 /（宋）沈括，（宋）苏轼著；成莉校注 . — 2 版 . —北京：中国医药科技出版社，2019.7

（中医非物质文化遗产临床经典读本）

ISBN 978-7-5214-1019-8

Ⅰ . ①苏…　Ⅱ . ①沈… ②苏… ③成…　Ⅲ . ①方书—中国—北宋　Ⅳ . ① R289.344

中国版本图书馆 CIP 数据核字（2019）第 044342 号

美术编辑　陈君杞

版式设计　也　在

出版　**中国健康传媒集团**｜中国医药科技出版社

地址　北京市海淀区文慧园北路甲 22 号

邮编　100082

电话　发行：010－62227427　邮购：010－62236938

网址　www.cmstp.com

规格　880×1230mm $^1/_{32}$

印张　5 $^1/_2$

字数　87 千字

初版　2011 年 12 月第 1 版

版次　2019 年 7 月第 2 版

印次　2019 年 7 月第 1 次印刷

印刷　三河市腾飞印务有限公司

经销　全国各地新华书店

书号　ISBN 978-7-5214-1019-8

定价　21.00 元

获取新书信息、投稿、为图书纠错，请扫码联系我们。

内容提要

《苏沈良方》为宋代沈括（字存中）、苏轼（字子瞻，号东坡）原著，编者不详。约成书于宋末。原名《苏沈内翰良方》，一名《内翰良方》。本书是在《沈氏良方》（简称《良方》）中合苏轼医药杂说而成，但二家之说互相掺杂，难以细分。本书体裁为随笔、杂说性质，文笔轻松，论述范围广泛。《宋史·艺文志》记载"《苏沈良方》十五卷（沈括、苏轼所著）"。清《四库全书》据《永乐大典》辑出，编为八卷。现流传较广的为十卷本，记述各种单验方一百余首，并载有本草、灸法、养生、炼丹以及医案等内容。所载方剂，大多附有验案，故沈括在序中称"予所谓良方者，必目睹其验，始著于篇"。所载灸法，详论主治病证及取穴方法，切实可行，并附有腧穴图 11 幅。书中记载以人尿炼制"秋石"之法，为世界上最早提取性激素的记录，比国外医学记载早八百余年。本书具有较强的实用性，适合中医院校师生及临床工作者阅读参考。

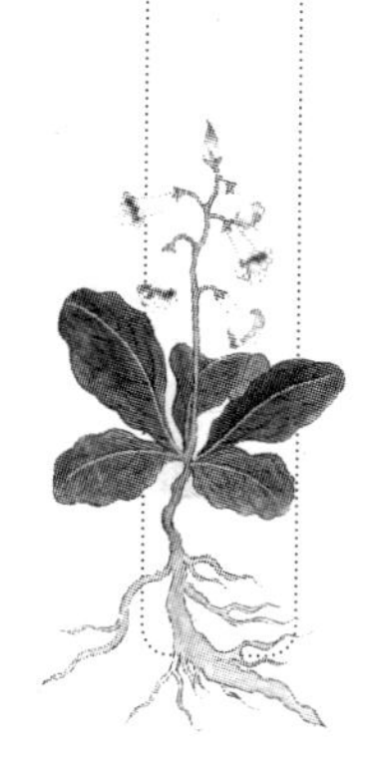

《中医非物质文化遗产临床经典读本》

编委会

出版者的话

中国从有文献可考的夏、商、周三代，就进入了文明的时代。中国人认为自己是炎黄的子孙，若以此推算，中国的文明史可以追溯到五千年前。中华民族崇尚自然，形成了“天人合一”的信仰，中医学就是在这种信仰的基础上产生的一种传统医学。

中医的起源可以追溯到炎帝、黄帝时期，根据考古、文献记载和传说，炎帝神农氏发明了用药物治病，黄帝轩辕氏创造脏腑经脉知识，炎帝和黄帝不仅是中华民族的始祖，也是中医的缔造者。

大约在公元前 1600 年，商代的伊尹发明了用“汤液”治病，即根据不同的证候把药物组合在一起治疗疾病，后世称这种“汤液”为“方剂”，这种治病方法一直延续到现在。由此可见，中华民族早在 3700 多年前就发明了把各种药物组合为“方剂”治疗疾病，实在令人惊叹！商代的彭祖用养生的方法防治疾病，中国人重视养生的传统至今深入民心。根据西汉司马迁《史记》的记载，春秋战国时期的秦越人扁鹊善于诊脉和针灸，西汉仓公淳于意善于辨证施治。这些世代传承积累的医药知识，到了西汉时期已蔚为大观。汉文帝下诏命刘向等一批学者整理全国的图书，整理后的图书分为六大类，即六艺、诸子、诗赋、兵书、术数、方技，方技即医学。刘向等校书，前后历时 27 年，是对中国历史文献最为壮观的结集、整理、研究，真正起到了上对古人、下对子孙后代的承前启后的作用。后之学者，欲考中国学术的源流，可以此为纲鉴。

这些记载各种医学知识的医籍，传之后世，被遵为经典。医经中的《黄帝内经》，记述了生命、疾病、诊疗、药物、针灸、养生的原理，是中医学理论体系形成的标志。这部著作流传了2000多年，到现在，仍被视为学习中医的必读之书，且早在公元7世纪，就传播到了周边一些国家和地区，近代以来，更是被翻译成多种语言，在世界许多国家广泛传播。

经方医籍中记载了大量以方治病和药物的知识，其中有《汤液经法》一书，相传是伊尹所作。东汉时期，人们把用药的知识编纂为一部著作，称《神农本草经》，其中记载了365种药物的药性、产地、采收、加工和主治等，是现代中药学的起源。中国历代政府重视对药物进行整理规范，著名的如唐代的《新修本草》、宋代的《证类本草》，到了明代，著名医学家李时珍历经30余年研究，编撰了《本草纲目》一书，在世界各国产生了广泛影响。

东汉时期的张仲景，对医经、经方进行总结，创造了“六经辨证”的理论方法，编撰了《伤寒杂病论》，成为中医临床学的奠基人，至今仍是指导中医临床的重要文献。这部著作早在公元700年左右就传到日本等国家和地区，一直受到重视。

西晋时期，皇甫谧将《素问》《针经》和《黄帝明堂经》进行整理，编纂了《针灸甲乙经》，系统地记录了针灸的理论与实践，成为学习针灸的经典必读之书，一直传承到现在。这部著作也被翻译成多种语言，在世界各地广泛传播。

中医学在数千年的发展历程中，创造积累了丰富的医学理论与实践经验，仅就文献而言，保存下来的中医古籍就有1万余种。中医学独特的思想与实践，在人类社会关注健康、重视保护文化多样性和非物质文化遗产的背景下，显现出更加旺盛的生命力。

中医药学与中华民族所有的知识一样，是“究天人之际”的学问，所以，中国的学者们信守着“究天人之际，通古今之变，成一家之言”的至理。《素问·著至教论篇》记载黄帝与雷公讨论医道说：“而道，上知天文，下知地理，中知人事，可以长久。以教众庶，亦不疑殆。医道论篇，可传后世，可以为宝。”这段话道出了中医学的本质。中医是医道，医道是文化、是智慧，《黄帝内经》中记载的都是医道。医道是究天人之际的学问，天不变，道亦不变，故可以长久，可以传之后世，可以为万世之宝。

医道可以长久，在医道指导下的医疗实践，也可以长久。故《黄帝内经》中的诊法、刺法可以用，《伤寒论》《金匮要略》《备急千金要方》《外台秘要》的医方今天亦可以用，《神农本草经》《证类本草》《本草纲目》的药今天仍可以用。

或许要问，时间太久了，没有发展吗？不需要创新吗？其实，求新是中华民族一贯的追求。如《礼记·大学》说：“苟日新，日日新，又日新。”清人钱大昕有一部书叫《十驾斋养新录》，他以咏芭蕉的诗句解释“养新”之义说：“芭蕉心尽展新枝，新卷新心暗已随，愿学新心养新德，长随新叶起新知。”原来新知是“养”出来的。

中华民族“和实生物，同则不继”的思想智慧，与当今国际社会提出的保护和促进文化多样性、保护人类的非物质文化遗产的需求相呼应。世界卫生组织2000年发布的《传统医学研究和评价方法指导总则》中，将“传统医学”定义为“在维护健康以及预防、诊断、改善或治疗身心疾病方面使用的各种以不同文化所特有的理论、信仰和经验为基础的知识、技能和实践的总和”，点明了文化是传统医学的根基。习近平总书记深刻指出："中医药学是中国古代科学的瑰宝，也是打开中华文明宝库的钥匙。"这套丛书的整理出版，也是为了打磨好中医药学这把钥匙，以期打开中华文明这个宝库。

希望这套书的再版，能够带您回归经典，重温中医智慧，获得启示，增添助力！

中国医药科技出版社

2019年6月

校注说明

《苏沈良方》为宋代沈括、苏轼原著。沈括（1031 ~ 1095）字存中，号梦溪丈人，北宋钱塘（今浙江杭州）人，为我国古代著名的科学家。其博学多才，通晓天文、方志、律历、兵法、音乐、卜算等，于医药亦有研究，尝广集民间验方，辑《良方》(又名《沈氏良方》) 一书。苏轼（1036~1101）字子瞻，号东坡居士，北宋眉州眉山(今四川眉州）人，为我国古代著名文学家、艺术家，工诗词、书法、绘画，兼知医药。著有《圣散子方》《医药杂说》《医方》(又名《苏学士方》) 等医书。《苏沈良方》编者不详，约成书于宋末。原名《苏沈内翰良方》，一名《内翰良方》。本书是在《沈氏良方》中合苏轼医药杂说而成，但二家之说互相掺杂，已难细分。本书体裁为随笔、杂说性质，文笔轻松，论述范围广泛。《宋史·艺文志》记载"《苏沈良方》十五卷（沈括、苏轼所著）"。清《四库全书》据《永乐大典》辑出，编为八卷。现流传较广的为十卷本，书中记述各种单验方一百余首，并载有本草、灸法、养生、炼丹以及医案等内容。所载方剂，大多附有验案，故沈括在序中称"予所谓良方者，必目睹其验，始著于篇"。所载灸法，详论主治病证及取穴方法，切实可行，并附有图像 11 幅。书中记载以人尿炼制"秋石"之法，为世界上最早提取性激素的记录，比国外医学记载早八百余年。

该书流传甚广，现存版本较多，据《中国中医古籍总目》记载，有明代版本、清代乾隆、嘉庆、道光、咸丰、同治、光绪及日本宽政版本，共32种，其中现有最早版本为明嘉靖刻本。今以中国中医科学院图书馆收藏的明嘉靖刻本为底本，以清乾隆五十九年甲寅（1794）修敬堂刻本的《六醴斋医书十种》中的《苏沈内翰良方》为校本（书中简称“程本”）进行点校。

具体校注原则如下。

一、凡底本不误而校本有误者，不改不注。底本误或脱时，据校本改或补，并出注。底本与校本不同者，不改但出注。

二、因底本无沈括原序，故本次点校从校本补入沈括原序一篇，以体现作者原意。底本中在卷第一、卷第二、卷第六、卷第七、卷第八、卷第十的卷首均有“眉山苏轼子瞻撰”字样，因本书为后人将沈括、苏轼二人所撰文章合编，且每卷内容何为沈括所撰，何为苏轼所撰，难以细分，故将此七字删去。

三、底本目录与正文有出入时，依据其实际内容予以调整，径改，不出注。此次点校，为统一全书体例，将所有方剂名称提至功用主治之前，无方名的方剂以“无名方”命名。

四、本书采用横排，简体，现代标点。版式变更造成的文字含义变化（如“右药”改作“上药”），径改，不出注。

五、该书药名有与今通行之名用字不同者，均径改为通行之名（如“薄苛”径改为“薄荷”、“射香”径改为“麝香”、“卢会”径改为“芦荟”等）。

六、凡底本中的通假字、异体字、俗写字，均径改为正体字（如“鞕”改作“硬”，“藏府”改作“脏腑”等），不出注。凡底本中的显系笔误或误用之字(如“曰”误作“日”、“以”误作“已”、“土”误作“上”,“人”误作“入”等),径改,不出注。

鉴于校注者水平有限,不妥之处敬请广大读者批评指正。

校注者

2011年5月

序　一

雅日慕苏沈之书，晚晏方获录册，不知谁之缮写，忆自宋梓来也。观其论草物，疏骨蒸，其高出群哲之见者矣。医家以《本草》为指南，而记药品者，虽源于神农，然渐远渐讹，未必无未尽之说，苟不详核而误用之，几何不益夫病势而贼夫元真哉。所以辨其方种，著其形味，使不容于毫末乱之，而饵物者如乘皇舟，以渡安流，必无伤生害性之具也。夫真阳之管人身，赫然郁然，其气之热，匪邪也。受疾者，必有邪奸其间，随脏腑以作难，属经分而为慝。然其所以可深虞而遐虑之者，缓缓迟迟，煎阴沸液，不患不底于其毙，故曰某蒸。曰某蒸，因而灸药，如捕盗者，密搜其所在以系获之，则良民妥绥矣。今之医者，不广索其药味之正，而因其便近者，承乏代无，则对痾之功罔奏，徒为伪市淆物者之利焉。观诸此，则亦知警于其心者。又医以脉察病，统云劳瘵内热，不斟酌其五内之重轻，不窥测其表里之先后，经使弗施，君剂弗立，何以疗其含茹蓄积之一症耶。观诸此，则亦知悟于其心者。其余执论立方，席卷妇人小儿之诸病而剸裁之，又时采延年地仙之方而补益[1]之，可谓竭矣哉。盖坡老仕宋，频得言谴，而放逐危难者屡焉。其以刚亮锐直之资，动里省躬之际，乃正其所

① 益：原作“舍”，今据程本改。

也。陆贽不用，阖门修方书之意犹乎此。盖古人上不得致君于唐虞，则薄其赋役，纤其刑罚，为之视而不伤于跣，为之听而不折于震，布利益生民之政，以挽回酷雪之风，亦其次也。若医术一事，滞者使之通，卧者使之起，瘠者使之充，昏者使之爽，秘者使之开，忧子者，泰父母反侧之心；痛夫者，开妻妾颦戚之思，鬼门转其足，生宅复其魂。推广仁民之道，端在于是。此坡老之隐抱。而沈括则博闻精见，格物游艺，旁通医药，尤所以足成一家之书也夫。

序　二

沈公内翰，字存中，博古通今，古君子也。留心医书，非所好也，实有补于后世尔。公凡所至之处，莫不询究，或医师，或里巷，或小人，以至士大夫之家，山林隐者，无不求访。及一药一术，皆至诚恳切而得之，终不以权势财货逼而得之，可见其爱物好生之理也。公集而目之曰《良方》，如古之良医者，若孙真人，未尝不以慈悲方便救护为念也。近世有人，或得一方，小小有效，则终莫得之，此亦为衣食故也。若夫腰金佩玉，出权贵之门，又安敢望其面目乎？余得此方十有余年，恨箧无金帛，而能成就一板，使流传天下后世，疗夫久疾沉疴缠绵之苦者[①]也，岂自言微功有所利也。然此方经验有据，始敢镂行。

永嘉金门羽客林灵素序

① 苦者：原作"□者"，今据程本补。

原　序[1]

予尝论治病有五难：辨疾、治疾、饮药、处方、别药，此五也。今之视疾者，惟候气口六脉而已。古之人视疾，必察其声音、颜色、举动、肤理、性情、嗜好。问其所为，考其所行，已得其大半，而又遍诊人迎、气口、十二动脉。疾发于五脏，则五色为之应，五声为之变，五味为之偏，十二脉为之动，求之如此其详，然而犹惧失之，此辨疾之难，一也。今之治疾者，以一二药书，其服饵之节，授之而已；古以治疾者，先知阴阳运历之变故，山林川泽之窍发，而又视其人老少肥瘠，贵贱居养，性术好恶，忧喜劳逸，顺其所宜，违其所不宜。或药或火，或刺或砭，或汤或液，矫易其故常，捭摩其性理，捣而索之，投几顺变，间不容发。而又调其衣服，理其饮食，异其居处，因其情变，或治以天，或治以人。五运六气，冬寒夏暑，旸雨电雹，鬼灵魇蛊，甘苦寒温之节，后先胜负之用，此天理也。盛衰强弱，五脏异禀，循其所同，察其所偏，不以此形彼，亦不以一人例众人，此人事也。言不能传之于书，亦不能喻之于口，其精过于承蜩，其察甚于刻棘，目不舍色，耳不舍声，手不释脉，犹惧其差也。授药遂去，而希其十全，不亦难哉。此治疾之难，二也。古之饮药者，煮炼有节，

① 原序：此序底本原无，今据程本补。

饮啜有宜。药有可以久煮，有不可以久煮者，有宜炽火，有宜温火者，此煮炼之节也。宜温宜寒，或缓或速，或乘饮食喜怒，而饮食喜怒为用者，有违饮食喜怒，而饮食喜怒为敌者，此饮啜之宜也。而水泉有美恶，操药之人有勤惰，如此而责药之不效者，非药之罪也。此服药之难，三也。药之单用为易知，药之复用为难知。世之处方者，以一药为不足，又以众药益之。殊不知药之有相使者，相反者，有相合而性易者。方书虽有使佐畏恶之性，而古人所未言，人情所不测者，庸可尽哉？如酒于人，有饮之逾石而不乱者，有濡吻则颠眩者；漆之于人，有终日搏漉而无害者，有触之则疮烂者。焉知药之于人，无如此之异者？此禀赋之异也。南人食猪鱼以生，北人食猪鱼以病，此风气之异也。水银得硫黄而赤如丹，得矾石而白如雪。人之欲酸者，无过于醋矣，以醋为未足，又益之以橙，二酸相济，宜其甚酸而反甘。巴豆善利也，以巴豆之利为未足，而又益之以大黄，则其利反折。蟹与柿，尝食之而无害也，二物相遇，不旋踵而呕。此色为易见，味为易知，而呕利为大变，故人人知之。至于相合而知他脏致他疾者，庸可易知耶？如乳石之忌参术，触者多死。至于五石散，则皆用参术，此古人处方之妙，而世或未喻也。此处方之难，四也。医诚艺也，方诚善也，用之中节也，而药或非良，奈何哉。橘过江而为枳，麦得湿而为蛾，鸡逾岭而黑，鸲鹆逾岭而白，月亏而蚌蛤消，露下而蚊喙坼，此形器之易知者也，性岂独不然乎？予观越人艺茶畦稻，一沟一陇之异，远不能数步，则色味顿殊，况药之所生，秦越燕楚之相远，而又有山泽、膏瘠、燥湿之异禀，岂能物物尽其所宜。又《素问》说：阳明在天，则花实戕气；少阳在泉，则金石失理。如此之论，采掇者固未尝晰也。抑又取之有早晚，藏之有焙眼，风雨燥湿，动有槁暴。今之处药，或有恶火者，必日之而后咀。然安知采藏之家，不常烘煜哉？又不能必。此辨药之难，五也。此五者，大概而已。其微至于言不能宣，其详至于书不能载，岂庸庸之人而可以易言医哉？予治方最久，有方之良者，辄为疏之。世之为方者，称其治效，尝喜过实。《千金》《肘后》之类，犹多溢言，使人不敢复信。予所谓良方者，必目睹其验，始著于篇，闻不预也。然人之疾，如向所谓五难者，方岂能必良哉？一睹其验，即谓之良，

殆不异乎刻舟以求遗剑者？予所以详著其状于方尾，疾有相似者，庶几偶值云尔。篇无次序，随得随注，随以与人，极道贵速，故不暇待完也。

沈括序

目录

卷第一

卷第二

卷第三

卷第四

卷第五

卷第六

卷第七

卷第八

卷第九

卷第十

卷第一

辨脉　记诸药议　乞瘴劳灸法

脉　说

脉之难，古今之所病也。至虚有盛候，大实有羸状，差之毫厘，疑似之间，便有死生祸福之异，此古今所病也。病不可不谒医，而医之明脉者，天下盖一二数。骐骥不时有，天下未尝徒行；和扁不世出，病者终不徒死。亦因其长而护其短尔。士大夫多秘所患以求诊，以验医之能否，使索病于冥漠之中，辨虚实冷热于疑似之间。医不幸而失，终不肯自谓失也，则巧饰遂非以全其名。至于不救，则曰是固难治也。间有谨愿者，虽或因主人之言，亦复参以所见，两存而杂治，以故药不效。此世之通患而莫之悟也。吾平生求医，盖于平时，默验其工拙，至于有疾而求疗，必先尽告以所患，而后求诊，使医了然，知患之所在也。然后求之诊，虚实冷热，先定于中，则脉之疑似不惑[1]也。故虽中医治吾病常愈，吾求疾愈而已，岂以困医为事哉！

---

① 似不惑：程本作“不能惑”。

苍耳说

药至贱而为世要用，未有如苍耳者。他药虽贱，或地有不产。惟此药不为间南北夷夏，山泽斥卤，泥土沙石，但有地则产。其花叶根实皆可食，食之如菜，亦治病，无毒。生熟丸散，无适不可。多食愈善，久乃使人骨髓满，肌理如玉，长生药也。杂疗风痹瘫痪，癃疟疮痒，不可胜言，尤治瘿、金疮。一名鼠黏子，一名羊负菜，《诗》谓之卷耳，《疏》谓之叶耳，俗谓之道人头。海南无药，惟此药生舍下，多于茨棘，迁客之幸也。己卯二月望日书[1]。

记　菊

菊，黄中之色，香味和正，花叶根实皆长生药也。北方随秋之早晚，大略至菊有黄花[2]乃开，独岭南不然，至冬至乃盛发。岭南地暖，百卉造作无时，而菊独后开，考其理，菊性介然，不与百卉盛衰，须霜降乃发，而岭海常以冬至微霜故也。其天姿高洁如此，宜其通仙灵也。吾在南海，艺菊九畹。以十一月望，与客泛菊作重九，书此为记。

记海漆

吾谪海南，以五月出陆藤州。自藤至儋，野花夹道，如芍

---

① 己卯二月望日书：原脱“卯二月望日书”六字，今据程本补。

② 黄花：程本作“微霜”。

药而小，红鲜可爱，朴嫩[①]丛生，土人云倒黏子花也。至儋则已结子，如马乳，烂紫可食，味甘美，中有细核，并嚼之，瑟瑟有声，亦颇苦涩。儿童食之，或大便难通。叶皆白，如石韦之状。野人夏秋痢下，食其叶辄已。取胶以代柿漆，即愈于柿也。余久苦小便白浊，近又大腑滑，百药不瘥。取倒黏子嫩叶，酒蒸，焙燥为末，酒糊丸，吞百余，二腑皆平复，然后知奇药也。因名之曰“海漆”而私记之，以贻好事君子。明年子熟，当取子研，滤晒，煮为膏以剂之，不复用糊矣。戊寅十一月一日记。

记益智花

海南产益智花，实皆长穗，而分为三节。其实熟否，以候岁之丰歉。其下节以候早禾，其上、中亦如之。大吉则实，凶岁皆不实。罕有三节并熟者。其为药也，治止水，而无益于智，智岂求于药者乎？其得此[②]也，岂以知岁也耶？今日见儋耳圃儒黎子云，言候之审矣。聊复记之，以俟好事者补注《本草》。

记食芋

岷山之下，凶年以蹲鸱为粮，不复疫疠，知此物之宜人也。《本草》谓芋土芝，云益气充饥。惠州富此物，人食者不免瘴。吴远游曰：“此非芋之罪也。芋当去皮，湿纸包，煨之火，过熟，

① 嫩：程本作“椒”。
② 此：程本作“名”。

乃热啖之，则松而腻，能益气充饥。今惠州人，皆和皮水煮，冷啖，坚顽少味，其瘴固宜。”丙子除夜前二日，夜饥甚，远游煨芋两枚，见啖美甚，乃为书此帖。

记王屋山异草

王屋山有异草，制百毒，能于鬼手夺命，故山中人谓此草墓头回。蹇葆光托吴远游寄来。吾闻兵无刃，虫无毒，皆不可任。若阿罗汉水[①]断三毒，此药遂无所施耶。

记元修菜

蜀中有菜，如豌豆而小，食之甚善，耕而覆之，能肥瘠地。性甚热，食之使人呀呷。若以少酒洒而蒸之，则甚益人而不为害。眉山巢谷元修，始以其子来黄州，江淮间始识之。此菜名巢菜，黄州人谓之元修菜。

记苍术

黄州山中，苍术至多。就野人买之，一斤数钱耳。此长生药也，人以其易得，不复贵重，至以熏蚊子，此亦可以太息。舒州白术，茎叶亦皆相似，特花紫耳，然至难得，三百二[②]两。其效止于和胃气，去游风，非神仙上药也。

---

① 水：程本作“永”。
② 二：程本作“一”。

记流水止水

孙思邈《千金方》人参汤[①]：须用流水，用止水即不验。人多疑流水、止水无别。予尝见丞相荆公喜放生，每日就市买活鱼，纵之江中，莫不洋然，惟鳅鳝入江水辄死，乃知鳅鳝但可居止水。则流水与止水果不同，不可不信。又鲫鱼生流水中则背鳞白，生止水中则背鳞黑，而味恶，此亦一验也。

论脏腑

古方言：云母粗服，则着人肝肺不可去。如枇杷、狗脊，毛皆不可食，食之射人肝[②]肺。世俗似此之论甚多，皆谬说也。又言人有水喉、食喉、气喉者，谬也。世传《欧希范真五脏图》，亦画三喉，盖当时验之不审。水与食同嚼而吞，岂能口中遂分二喉哉？人但有咽有喉二者而已。咽则纳饮食，喉则通气。咽则咽入胃脘，次入胃中，又次入广肠，又入大小肠。喉则下通五脏，为出入息。五脏之含气呼吸，正如冶家鼓鞴。人之饮食药饵，但自咽入肠胃，何尝至五脏。凡人肌骨、五脏、肠胃虽各别，其入腹之物，英精之气，皆能洞达，但滓秽即入二肠。凡人饮食及服药，既入腹，为真气所蒸，英精之气味，以至金石之精者，如细研硫黄、朱砂、乳石之类，俱[③]能飞走融结者，随真气洞达肌骨，犹如天地之气，贯穿金石土木，曾无留

① 汤：原作“言”，今据程本改。

② 肝：原脱，今据程本补。

③ 俱：原作“凡”，今据程本改。

碍。其[1]余顽石草木，则但气味洞达尔。及其势尽，则滓秽传于大肠，润湿入小肠，此皆败物，不能变化，惟当退泄耳。凡所谓某物入肝，某物入肾之类，但气味到彼尔，其[2]质岂能到彼哉？此医不可不知也。

论君臣

旧说有“药用一君二臣三佐五使”之说，其意以谓药虽众，主病者专在一物，其他则节级相为用，大略相统制，如此为宜，不必尽然也。所谓君者，主此一方，固无定物也。《药性论》乃以众药之和厚者定为君，其次为臣，为佐，有毒者多为使，此谬论也。设若欲攻坚积，则巴豆辈岂得不为君也？

论汤散丸

汤、散、丸，各有所宜。古方用汤最多，用丸散者殊少。煮散，古方无用者，惟近世人为之。大体欲达五脏四肢者，莫如汤；欲留膈胃中者，莫如散；久而后散者，莫如丸。又，无毒者宜汤，小毒者宜散，大毒者宜用丸。又，欲速用汤，稍缓用散，甚缓者用丸。此大概也。近世用汤者全少，应汤者全用煮散，大率汤剂气势完壮，力与丸散倍蓰。煮散，多者一啜，不过三五钱极矣，比[3]功效力，岂敌汤势？然既力大，不宜有失，消息用之，要在良工，难可以定论拘也。

---

① 其：原作“自”，今据程本改。
② 其：原作“凡”，今据程本改。
③ 比：原作“此”，今据程本改。

论采药

古方采草药，多用二八月，此殊未当。二月草已芽，八月苗未枯，采掇者易辨识[①]耳，在药则未为良时[②]。大率用根者，若有宿根，须取无茎叶时采，则津泽皆归其根。欲验之，但取芦菔地黄辈观，无苗时采，则实而沉，有苗时采，则虚而浮。其无宿根者，即候苗成而未有花时采，则根生定而又未衰。如今紫草，未花时采，则根色鲜泽，花过而采，则根色黯恶，此其效也。用叶者，取叶初长足时取，用芽者亦从本说。用花者，取花初敷时采，用实，取实成时[③]采，皆不可限以时月。缘气有早晚，天时有愆伏[④]。如平地三月花者，深山中须四月花。白乐天《游大林寺》诗云：人间四月芳菲尽，山寺桃花始正开。盖常理也。此地势高下之不同也。如筀竹笋，有二月生者，有三四月生者，有五月方生者谓之晚筀。稻有七月熟者，有八九月熟者，有十月熟者谓之晚稻。一物同一畦之间，自有早晚，此物性之不同也。岭峤微草，凌冬不凋，并汾乔木，望秋先殒。诸越则桃李夏实，朔漠则桃李夏荣，此地气之不同也。同亩[⑤]之稼，则粪溉者先芽；一丘之禾，则后种者晚实。此人力之不同也，岂可一切拘以定月哉？

---

① 辨识：原作“辨□”，今据程本补。

② 未为良时：原作“未良□”，今据程本补。

③ 实成时：原作“实成实时”，今据程本删后一“实”字。

④ 愆伏：原作“愆□”，今据程本补。

⑤ 同亩：原作“同□”，今据程本补。

论橘柚

《本草注》：橘皮味苦，柚皮味甘。此误也。柚皮极苦，不可向口。皮甘者乃柑耳[①]。

论鹿茸麋茸

按《月令》：冬至麋角解，夏至鹿角解。阴阳相反如此。今人用麋、鹿茸作一种，殆疏也。又有刺麋、鹿血以代茸，云茸亦血耳，此大误也。窃详古人之意，凡含血之物，肉差易长，其次角难长，最后骨难长，故人自胚胎至成人，二十年骨髓方坚。惟鹿茸自生至坚，无两月之久，大者乃重二十余斤，其坚如石，计一夜须生数两。凡骨之顿成，生长神奇，无甚于此。虽草木之易生者，亦无能及之。此骨之至强者，所以能补骨血，坚阳道，强精髓也，岂可与血为比哉？麋茸利补阳，鹿茸利补阴。凡用茸，无须[②]太嫩，世谓之茄子茸，但真甚难得[③]，而其实[④]少功，坚者又太老。惟长数寸破之，肌如朽木，茸端如玛瑙、红玉最善。又北方丁狄[⑤]中，有麋麖驼麈[⑥]，强大而色苍，尻黄而无斑，亦鹿之类。角大有文，坚莹如玉，其茸亦可用。

---

① 乃柑耳：原作“乃□耳”，今据程本补。
② 无须：原作“无□”，今据程本补。
③ 甚难得：原作“□难得”，今据程本补。
④ 而其实：原作“□其实”，今据程本补。
⑤ 丁狄：程本作“沙漠”。
⑥ 麋麖驼麈：原作“麋麖驰□”，今据程本改。

论鸡舌香

予集《灵苑方》，论鸡舌香以为丁香母，盖出陈氏《拾遗》。今细考之，尚为未然。按《齐民要术》：鸡舌香，世以其[①]似丁子，故一名丁子香，即今丁香是也。《日华子》云：鸡舌香治口气。所以三省故事郎官含鸡舌香，欲其奏事对答，气芬芳，此正谓丁香治口气，至今方书为然。又古方五香连翘汤，用鸡舌香。《千金》五香连翘汤，无鸡舌香，却[②]有丁香，此最为明验。《新补本草》，又出丁香一条，盖不曾深考也。今世所谓鸡舌香者，乳香中得之，大如山茱萸，剖开，中如柿核，略无气味，以此治疾，殊极乖谬。

论金罂子

金罂子止遗泄，取其温且涩也。世之用金罂者，待其红熟时，取汁熬膏用之，大误也。红则味甘，熬膏则全断涩味，都失本性。今当取半黄时采，干，捣末用之。

论地骨皮

枸杞，陕西极边生者，高丈余，大可作柱，叶长数寸，无刺，根皮如厚朴，甘美异于他处者。《千金翼》云：甘州者为真，

① 其：原脱，今据程本补。
② 却：原作“即”，今据程本改。

叶厚大者是。大[1]体出河西诸郡，其次江地开圩埂上者。实圆如樱桃，全少核，曝干如饼，极膏润有味。

论淡竹

淡竹，对苦竹为文，除苦竹外，悉谓之淡竹，不应别有一品谓之淡竹。后人不晓，于《本草》别疏淡竹为一物。今南人食笋，有苦笋、有淡笋两色。淡笋，淡竹也。

论细辛

东南方所用皆杜衡也，又谓之马蹄香。色黄白，拳局而脆，干则圆，非细辛也。细辛出华山，极细而直，深紫色，味极辛，嚼之习习如生椒。其辛更甚于椒，故《本草》云：细辛水渍令直，是以杜衡伪之也。襄汉间，又有一种细辛，极细而直，色黄白，乃是鬼督邮，非细辛也。

论甘草

《本草注》引《尔雅》云：蘦，大苦。注：甘草也。蔓延生，叶似荷，青黄色[2]。此乃黄药也，其味极苦，故谓之大苦，非甘草也。甘草，枝叶悉如槐，高五六尺，但叶端微尖而糙涩，似有白毛。实作角，生如相思角，四五角作一本生，熟则角拆[3]，

---

① 大：原作“本”，今据程本改。
② 青黄色：程本作“茎青赤”。
③ 拆：原作“折”，今据程本改。

子如小扁豆，极坚，齿啮不破。

论胡麻

胡麻，直是今油麻，更无他说，予已于《灵苑方》论之。其角有[1]六棱者，有八棱者。中国谓之麻，今谓之大麻是也。有实为苴麻，无实为枲麻，又曰牡麻。张骞始自大宛得麻之种，亦谓之麻，故以胡麻别之，谓[2]汉麻为大麻也。

论赤箭

赤箭，即今天麻也。后人既误出天麻条，遂指赤箭别为一物。既无此物，不得已取天麻苗为之。不然，《本草》明称，采根阴干，安得以苗为之？草药上品除五芝之外，赤箭为第一。此神仙补理养生上药，世人惑于天麻之说，遂止用之治风，良可惜哉。或以谓其茎如箭，既言赤箭，疑当用茎，此犹不然。至如鸢尾、牛膝之类，皆谓茎[3]有所似，用则用根尔，何足疑哉。

论地菘

地菘，即天名精也。世人既不识天名精，又妄认[4]地菘为火蔹，《本草》又出鹤虱一条，都成纷乱。今按：地菘即天名精

① 有：原脱，今据程本补。
② 谓：原作“不谓”，程本亦同，但文义不通，故删“不”字。
③ 茎：程本作“茎叶”
④ 妄认：原作“□认”，今据程本补。

也。其叶似松，又似名精，名精即蔓菁也。故有二名。鹤虱即其实也。世间有单服火蔹法，乃是服地菘尔，不当服火蔹。火蔹，《本草》名豨莶，即是猪膏莓。后人不识，亦云复出之尔[①]。

论南烛草木

南烛草木，记传、《本草》所说多端，今少有识者。为其作青精饭，色黑，乃误用乌臼为之，全非也。此木类也，又似草类，故谓之南烛草木，今人谓之南天烛者是也。南人多种于庭槛之间，茎如蒴藋，有节，高三四尺，庐山有盈丈者。叶微似楝而小，至秋则实赤如丹，南方至多。

论太阴玄精

太阴玄精，生解州盐泽大卤中，沟渠土内得之。大者如杏叶，小者如鱼鳞，悉皆六角，端正似刻，正如龟甲。其裙襕小堕，其前则下剡，其后则上剡，正如穿山甲，相掩之处，全是龟甲，更无异也。色绿而莹彻，叩之则直理而析，莹明如鉴。析处亦六角，如柳叶。火烧过则悉解，析薄如柳叶，片片[②]相离，白如雪，平洁可爱，此乃禀积阴之气凝结，故皆六角。今天下所用玄精，乃绛州山中所出绛石尔，非玄精也。楚州盐城县，古盐仓下土中，又有一物，六棱如马牙硝，清莹如水晶，润泽可爱，彼方亦名太阴玄精，然喜暴，润如盐卤之类，惟解州出者为正。

---

① 亦云复出之尔：原作“亦□复□□尔”，今据程本补。

② 片片：原作“片”，今据程本补。

论稷米

稷，乃今之穄也。齐晋之人谓稷皆曰祭，是其土音，无他义也。《本草注》云：又名穈子。穈子乃黍属。《诗》云：维秬维秠，维穈维芑。秬、秠、穈、芑皆黍属，以色为别，丹黍谓之穈。穈音门，今河西人用穈字。音糜。

论苦耽

苦耽，即《本草》酸浆也。《新集本草》又重出苦耽一条。河西番界中，酸浆有盈丈者。

论苏合香

今之苏合香，如坚木，赤色。又有苏合油，如糯胶，今多用之为苏合香。按刘梦得《传信方》，用苏合香多[①]薄叶，子如金色，按之则少，放之则起，良久不定，如虫动，气烈者佳也。如此则全非今用者，更当精考之。

论薰陆香

薰陆，即乳香也。本名薰陆，以其滴下如乳头者，谓之乳头香。熔塌在地上者，谓之塌香。如蜡茶之有滴乳、白乳之品，

① 多：原作“按刘”，疑为衍文，今据程本改。

岂可各是一物。

论山豆根

山豆根极苦,《本草》言味甘者，大误也。

论青蒿

蒿之类至多，如青蒿一类，自有两种，有黄色者，有青色者。《本草》谓之青蒿，亦恐有别也。陕西绥银之间，有青蒿丛，之间时有一[1]两株迥然青色，土人谓之香蒿。茎叶与常蒿悉同，但常蒿色绿，而此蒿色青翠，一如松桧之色。至深秋，余蒿并黄，此蒿尤青，气颇芬芳。恐古人所用，以此为胜。

论文蛤、海蛤、魁蛤

按：文蛤，即吴人所食花蛤也。魁蛤，即车螯也。海蛤今不识其生时，但海岸泥沙中得之，大者如棋子，细者如油麻粒，或黄或赤相杂，盖非一类，乃诸蛤之房，为海水礲砺光莹，都非旧质。蛤之属，其类至多，房之坚久莹洁者皆可用，不适指一物，故通谓之海蛤耳。

论漏芦

今方家所用漏芦，乃飞廉也。飞廉一名漏芦，苗似苦芙，

① 一：原脱，今据程本补。

根似牛蒡，绵头者是也，采时用根。今闽中所用漏芦，茎如油麻，高六七寸，秋深若黑如漆，时用苗。《本草》自有一条，正谓之漏芦。

论赭魁

《本草》所谓赭魁，皆未详审。今赭魁，南中极多，肤黑肌赤，似何首乌。切破，其中赤白，理如槟榔，有赤汁如赭。南人以染皮制靴，闽岭人谓之余粮。《本草》“禹余粮”注中所引，乃此物也。

论龙芮

石龙芮，今有两种：水生者，叶光而末圆；地生者，其叶毛而末锐。入药用水生者。陆生者亦谓之天灸，取少叶揉臂上，一夜作大泡，如火烧是也。

论麻子

麻子，海东来者最大，如莲实，出柘萝岛，其次上郡北地所出，大如大豆，亦善，其余皆下材。用时去壳，其法：取麻子帛包，沸汤中浸，候汤冷，乃取悬井中，勿令着水，明日日中曝干，就新瓦上，轻挼[①]，其壳悉解，簸扬取肉，粒粒皆完。

---

① 挼：原作“按”，今据程本改。

灸二十二种骨蒸法

崔丞相灸劳法，《外台秘要》《崔相家传方》及《王宝臣经验方》悉编载，然皆差误，毗陵郡有石刻最详。余取诸本参校，成此一书，比古方极为委曲。依此治人，未尝不验，往往一灸而愈。予在宣城，久病虚羸，用此而愈。

唐中书侍郎崔知悌序

夫含灵受气，禀之于五行。摄生乖理，降之以六疾。若岐黄广记，蔚有旧经。攻灸兼行，显著斯术。骨蒸病者，亦名传尸，亦谓殗殜，亦称复连，亦曰无辜。丈夫以癖气为根，妇人以血气为本。无问长少，多染此病，婴孺之流，传注更苦。其为状也，发干而耸，或聚或分。或腹中有块，或脑后两边有小结，多者乃至五六。或夜卧盗汗，梦与鬼交，虽目[①]视分明，而四肢无力，且[②]上气食少，渐就沉羸，纵延日时，终于殪尽。余昔忝洛州司马，尝三十日灸活一十三人，前后瘥者数逾二百。至于狸骨獭肝，徒闻曩说，金牙铜鼻，罕见其能，未若此方，扶危拯急，非止单攻骨蒸，又别疗气疗风，或瘴或劳，或邪或癖，或患状既广，灸活者不可具述，略陈梗概，又恐传受讹谬，以误将来。今故具图形状，庶令览者易悉，使所在流布，颇用家藏，未暇外请名医，傍求上药，还魂返魄，何难之有。遇斯疾可不务乎。

---

① 目：原作“自”，今据程本改。

② 且上气食少：原作“□上气食少”，今据程本补。

取穴法

先定穴，令患人平身立正，取一细绳攞之，勿令展缩，顺脚底贴肉坚踏之，男左女右，其绳前头与大拇指端齐，后头令当脚根中心，向后引绳，循脚肚贴肉直上，至曲𦡀中大横纹截断。又令患人解发分两边，令见头缝，自囟门平分至脑后，乃平身正坐，取向所截绳[①]一头，令与鼻端齐，引绳向上，正循头缝，至脑后贴肉垂下。循脊骨，引绳向下至绳尽处。当脊骨，以墨点记之。墨点不是灸处。又取一绳子，令患人合口，将绳子按于口上，两头至吻，却拘起绳子中心，至鼻柱根下止[②]。如此便齐[③]两吻截断，将此绳展令直，于前来脊骨上墨点处，横量取平，勿令高下，绳子先中摺，当中以墨记之，却展开绳子横量，以绳子上墨点，正压脊骨上墨点为正。两头取中，勿令高下，于绳子两头以白圈记，白圈是灸穴也。

以上是第一次点二穴。

次二穴，令其人平身正坐，稍缩臂膊，取一绳绕项，向前双垂，与鸠尾齐。鸠尾是心歧骨，人有无心歧骨者。至从胸前两歧头下量取一寸，即是鸠尾也，即双截断，却背翻绳头向项后，以绳子中停取心，正令当喉咙[④]结骨上，其绳两头夹项双垂，循脊骨以墨点记之。墨点不是灸处。又取一绳子，令其人合口，横量，齐两吻截断，还于脊骨上墨点，横量如法，绳子两

① 截绳：原作“□绳”，今据程本补。

② 下止：原作“下□”，今据程本补。

③ 如此便齐：原作“□□便齐”，今据程本补。

④ 令当喉咙：原作“□当喉咙”，今据程本补。

头以白圈记之，白圈是灸穴处。

以上是第二次点穴。通前共四穴，同时灸，日别各七壮。至第二穴，壮累灸至一百，或一百五十壮为妙。候灸疮欲瘥，又依后法灸二穴。

又次二穴，以第二次量口吻绳子，于第二次双绳头尽处墨点上，当脊骨直上，下竖点，令绳中停中心在墨点上。于上下绳尽头，以白圈两穴，白圈是灸穴处。

以上是第三次点两穴，谓之四花穴。灸两穴各百壮，三次共六穴。各取离日量度，度讫，即下火。惟须三月三日艾最佳。病瘥百日内，忌饮食房室，安心静处将息。若一月后觉未瘥，复初穴上再灸。

凡骨蒸，候所起，辨验有二十二种，并依上项灸之。

一胞蒸：小便赤黄。

二玉房蒸：男遗尿失精，女月漏不调。

三脑蒸：头眩热闷。

四髓蒸：觉髓沸热。

五骨蒸：齿黑。

六筋蒸：甲焦。

七血蒸：发焦。

八脉蒸：急缓不调。

九肝蒸：或时眼前昏暗。

十心蒸：舌焦，或疮，或时胸满。

十一脾蒸：唇焦坼，或口疮。

十二肺蒸：口干生疮。

十三肾蒸：耳干焦。

十四膀胱蒸：右耳焦。

十五胆蒸：眼目失光。

十六胃蒸：舌下痛。

十七小肠蒸：下沥不禁。

十八大肠蒸：右鼻孔痛。

十九三焦蒸：乍寒乍热。

二十肉蒸：别人觉热，自觉冷寒。

二十一皮蒸：皮生粟[①]起。

二十二气蒸：遍身壮热，不自安息。

用尺寸取穴法

凡孔穴尺寸，皆随人身形大小，须男左女右，量手指中一节，两横纹中心为一寸。

艾炷大小法

凡艾炷，须令脚跟足三分。若不足三分，恐覆孔穴，不备穴中经脉，火气不行，即不能抽邪气，引正气。虽小儿，必以中指取穴为准。

取艾法

端午日，日未出，于艾中以意求其似人者，辄掐之以灸，殊有效。幼时见一书云尔，忘其为何书也。艾未有真似人者，

① 粟：原作“栗”，今据程本改。

于明暗间，苟以意命之而已。万法皆妄，无一真者，此何疑耶?

用火法

黄帝曰：松、柏、柿、桑、枣、榆、柳、竹等，依火用灸，必害肌血，慎不可用。凡取火者，宜敲石取火。或水晶镜子于日得者，太阳火为妙。天阴，则以槐木取火亦良。

灸后宜服治劳地黄丸。

具　方

生地黄汁　青蒿汁　薄荷汁　童便　好酒以上各二升，同煎成膏入　柴胡去头　鳖甲醋炙　秦艽各一两　朱砂　麝香各半两，研

上五味为末，入前膏和为丸，如桐子大。每服十五丸至二十丸，温酒下。切忌生、冷、毒物。

卷第二

论治诸风方　治瘫痪偏枯　治筋骨疼痛

论风病

王游元龙言：“钱子飞治大风方，极验，尝以施人。一日梦人自云：‘天使以此病人，君违天怒，若施不已，君当得此病，药不能救。’子飞惧，遂不施。”仆以为天之所病不可疗耶，则药不应服有效。药有效者，则是天不能病，当是病之祟，畏是药而假天以禁人尔。晋侯之病为二竖子，豫赤丸亦先见于梦，盖有或使之者。子飞不察，为鬼所胁。若予则不然，苟病者得愈，愿代其苦。家有此方，能下腹中秽恶。在黄州试之，病良已，后当常以施人。

四神丹

治风气。

熟干地黄　玄参　当归　羌活各等份

上捣为末，蜜和丸，梧桐子大，空心酒服，丸数随宜。《列仙传》有山图者，入山采药折足，仙人教服此四物而愈。因久服，遂度世。顷余以[1]问名医康师孟，师孟大异之，云：“医家用此多矣，然未有专用此四物如此方者。”师孟遂名之曰四神丹。洛下公卿士庶争饵之，百病皆愈。药性中和，可常服。大略补虚益血，治风气。亦可名草还丹。己卯十一月，东坡居士儋耳书。

四味天麻煎方

世传四味五两天麻煎方，盖古方，本以四时加减，但传春料耳。春肝旺多风，故倍天麻；夏伏阴，故倍乌头；秋多利下，故倍地榆；冬伏阳，故倍玄参。当去皮生用，治之方，捣乌头无复毒。此常服，不独去病，乃保贞延年，与仲景八味丸并驱矣。

木香散

治偏风瘫痪，脚气等疾。

羌活一两　麻黄去节，水煮少时，去沫，二两　防风三分　木香　槟榔　附子炮，去皮　白术　川乌头炮，去皮　草豆蔻和皮用　陈橘皮去瓤　牛膝酒浸一宿　杏仁生，去皮尖　当归酒浸一宿　人参　茯苓　甘草炙　川芎　官桂不得见火，各半两

上十八味，剉如麻豆，每服一两，水一碗，姜七片，煎至

① 顷余以：原作“□余□”，今据程本补。

一盏，去滓，得七分，温服。大肠不通，加大黄末，每服一钱。以老[①]少加减。如久不通，加至三五钱不害。心腹胀，加葶苈并滑石末，每服各一钱，滑石汤送[②]下。如上膈壅滞，痰[③]嗽气急，加半夏、升麻、天门冬、知母末，各二钱同煎。其药滓两合为一服，用水一碗半，煎至一盏服。此药福唐陈氏者，鬻以自给，郡人极神之，人未有得其方者。一日，为其亲戚攘得与予。予作官处，即合以施人。如法煮服，以衣覆取汗，不过三五服辄瘥。所至，人来求药者无穷，其验如神[④]。

左经丸

治筋骨诸疾，手足不随，不能行步运动。

草乌肉[⑤]白者，生，去皮脐　木鳖子去壳，别研　白胶香　五灵脂各三两半　当归一两　斑蝥一百个，去翅、足，少醋煮熟

上为末，用黑豆去皮，生杵粉一斤，醋煮糊为丸，如鸡实大。每服一丸，酒磨下。筋骨疾，但不曾针灸伤筋络者，四五丸必效。予邻里胡生者，一女子膝腕软，不能行立已数年，生因游净因佛寺，与僧言。有一僧云能治，出囊中丸十枚，以四枚与生，曰："服此可瘥。"生如其言与服，女子遂能立。生再求药于院僧，曰："非有爱也，欲留以自备。必欲之，须合一料。"生与钱一千，辞不受。只留百钱，后数日得药，并余钱千余悉

① 老：原作"者"，今据程本改。
② 送：原作"成"，今据程本改。
③ 痰，原作"啖"，今据程本改。
④ 如神：原脱，今据程本补。
⑤ 肉：原作"内"，今据程本改。

归之。同院僧佐其理药，乃剽得此方。予至嘉兴，有一里巷儿，年十余岁，两足不能行。以一丸分三服服之，尽四五丸遂能行。自此大为人所知，其效甚著。此药能通营卫，导经络，专治心、肾、肝三经。服后小便少淋沥，乃其验也。

烧肝散

治三十六种风，二十四般冷，五劳七伤，一切痢疾，脾胃久虚，不思饮食，四肢无力，起止甚难，小便赤涩，累年口疮，久医[①]不瘥，但依此法，服之必愈。

茵陈　犀角　石斛　柴胡　芍药　白术以上各半两　干姜　防风　桔梗　紫参　人参　胡椒　官桂去皮　白芜荑　吴茱萸以上各一两

上件十五味，同为末，以羊肝一具，如无，即豮猪肝代之，分作三分，净去血脉脂膜，细切，用末五钱，葱白一茎，细切相和，以湿纸三五重裹之，掘地坑，内以火，烧令香熟，早晨生姜汤嚼下，大瘕冷劳，不过三服见效。庐州刁参军，病泄痢日久，黑瘦如墨，万法不瘥。服此一二服，下墨汗[②]遂安。

伊祁丸

治鹤膝风，及腰膝风缩。

伊祁头尾全者　桃仁生　白附子　阿魏　桂心　白芷　安息香用胡桃穰研，各一两　没药三分，以前八物用童便五升，无灰酒二

① 医：原作“依”，今据程本改。

② 汗：程本作“汁”。

升，银器内熬令厚 乳香三分 当归 北漏芦 牛膝 芍药 地骨皮去土

威灵仙 羌活各一两

上为丸，如弹丸大，空心暖酒化下一丸。胡楚望博士病风疰，手足指节皆如桃李，痛不可忍，服悉愈。

乌荆丸

治风。

川乌一两，炮，去皮 荆芥穗二两[1]

上醋糊丸，如桐子大，每服二十丸，酒或熟水下。有疾，食空时，日三四服；无疾，早晨一服。

少府郭监丞，少病风，挛搐，颐颔宽亸不收，手承颔，然后能食，服此六七服即瘥，遂长服之，已五十余年。年七十余，强健，须发无白者。此药疗肠风下血尤妙，累有人得效。予所目见，下血人服此而瘥者，一岁之内已数人。

天麻煎丸

治风气不顺，骨痛，或生赤点隐疹。日久不治，则加冷痹，筋骨缓弱[2]。出《博济》

五灵脂 附子 白术 赤小豆各一两 天麻半两 干蝎炒 羌活 防风各一两

---

① 二：程本作“一”。

② 筋骨缓弱：其后原有“沉香天麻煎丸”六字，程本亦同。但此处已有方名，疑为衍文，故删去。

上先以沉香二两，酒一升，煎为膏，无犯铁器，入药捣千下为丸，梧桐子大，空腹，荆芥汤或荆芥酒下二十丸，过五日加至三十丸。秋夏宜荆芥汤，春冬宜荆芥酒。春末夏初，喜生赤根白头疮，服之瘥。

服威灵仙法

服威灵仙有二法。别有一帖云：以威灵仙杂牛膝服之，视气虚实，加减牛膝，牛膝以酒浸，焙干，二物皆为末，丸散皆可，丸以酒煮面糊。

其一，净洗阴干，捣罗为末，杂酒浸牛膝末，或蜜丸，或为散。酒调牛膝之多少，视己气之虚实而增减之。此眉山一亲，患脚气至重，依此服半年，遂永除。其一法，取药粗细得中，寸截之，七寸作一帖，每岁作三百六十帖，置床头，五更初，面东细嚼一帖，候津液满口咽下。此牢山一僧，年百余岁，上下山如飞，云得此药方。二法皆以得真为要。真者有五验：一味极苦；二色深黑；三折之脆而不韧；四折之微尘，如胡黄连状；五断处有黑白晕，谓之鸲鸽眼。无此五验，则藁本根之细者耳。又须忌茶。别有一帖云：但忌茶，常服此药，以皂角、槐芽为茶，取极嫩者，汤中略煮一沸，但取出，布裹压干，入焙，以软熟火焙干，取饮茶无异。

以槐芽、皂角至嫩者，依造草茶作，或取《外台秘要》代茶饮子方，常合服乃可。

煮肝散

治肝痿脚弱，及伤寒手足干小不随。

紫菀　桔梗　苍术　芍药各等份

上末，每服四钱，羊肝半具，大竹刀切，勿犯水，勿令血散，入盐、醋、葱、姜、酒同煮熟，空腹食前，日三服。谷熟尉宋钧，伤寒病瘥后，双足但有骨，不能立，服此见其肉生。一两日[①]间，生及复如旧。

乌头煎丸

治风毒气攻眼，久成内外障，痛楚，胬肉赤脉等，病十年者皆可疗。

黑豆二两，小者　川乌头一两，去皮　青橘皮半两，去白，同乌头、黑豆为末，以水一升三合，浸一宿，缓火煎成膏子　甘菊花一两　牛膝　枸杞　川芎　荆芥穗　羌活　地龙去土　白蒺藜[②]　当归

干薄荷各半两

每服二十丸，梧桐子大[③]，空心，茶、酒任下，蜜汤亦得。先君因失少女，感伤哭泣，忽目瞑不见物，治之逾月复明，因盛怒呵一罪人，目复瞑，逾年得此，服不尽一剂，目复如故。

羌活　防风酒浸一宿　黄芪　木贼　附子[④]　蝉壳　甘草　蛇蜕一条，青竹炙　荆芥穗　甘菊花　白蒺藜去角　旋覆花　石决明泥裹，烧通赤，另研

① 日：程本亦同。但文义夸张，疑为“月”字。

② 白蒺藜：程本有“去角”二字。

③ 每服二十丸梧桐子大：程本作“上将前青皮为丸如桐子大每服二十丸”。

④ 附子：程本“附子”后有“炮”字。

上等份，除附子、蛇蜕、决明，皆剉碎，新瓦上烙令燥，为散，每二钱，第二米泔煎熟调下，空心，日午、夜卧各一服。予少感目疾逾年，人有以此方见遗，未暇为之。有中表兄许复常，苦[1]目昏，后已都瘥。问其所以瘥之由，云服此药。遂合服，未尽一剂而瘥。自是与人，莫不验。

通关散

治诸中[2]风伤寒。

旌德乌头四两，破皮，旌德有芦头肌白者　藁本　防风　当归　白芷　天南星　川芎　干姜　雄黄细研　桂以上各半两，并生，勿近火

上为末，煨葱酒，下一字，或半钱。瘫痪加牛黄、麝香，小儿减半，薄荷酒下。此散予目见医数人，今聊记其一二。曾在江南见市门有卧者，问之，乃客贩，因病偏风，医之，遂至病困，为邸家所委。时伯氏为邑，使人舁到令舍，调药饮之，又与十服。数日，伯氏出市，有一人扶倚床而呼曰："昔日卧者，今能扶榻而行矣。药尽，愿少继之。"伯氏又与十服，服讫能起。又一吏，病疮而挛，逾岁月卧矣。伯氏与散二钱匕，为八服。吏谬以为一服，服已，僵眩呕吐，几困将殆，数日，疮、挛悉除。大体中风挛弛，治之须先去痰[3]，去已，乃用续命汤辈汗之，末乃用此为宜。盖风病多挟热，若未发散便投乌头辈，或不相

---

① 苦：原作"若"，今据程本改。
② 中：原作"方"，今据程本改。
③ 痰：原作"涎"，今据程本改。

当也，更消息[1]治之，必验。

辰砂散

治风邪诸痫，狂言妄走，精神恍惚，思虑迷乱，乍歌乍哭，饮食失常，疾发仆地，吐沫戴目，魂魄不守，医禁无验。

辰砂一两，须光明有墙壁者　酸枣仁微炒　乳香光莹者，各半两

上量所患人饮酒几何，先令恣饮沉醉，但勿令至吐，静室中服药讫，便安置床枕令睡。以前药都为一服，温酒一盏[2]调之，顿服令尽。如素饮酒少人，但随量取醉。病浅人一两日，深者三五日，睡不觉，令家人潜伺之，觉即神魂定矣。慎不可惊触使觉，及他物惊动。一为惊寤，更不可治。上枢正[3]肃吴公，少时病心，服一剂，三日方寤，遂瘥。

头痛方

治诸风上攻。

地龙、谷精草为末，同乳香火饼上燃，以纸筒笼烟，鼻闻之即瘥。

侧子散

治筋脉抽掣，疼痛不止。

---

① 息：原脱，今据程本补。

② 盏：原作“钱”，今据程本改。

③ 正：原作“王”，今据程本改。

侧子炮裂，去皮脐　赤箭　漏芦　川芎　酸枣仁微炒　海桐皮各一两　桂心　五加皮　仙灵脾　牛膝　木香各三五钱　枳壳麸皮炒，去穰，半两[①]

上为末，每服一钱，温酒调下，不计时候服。此药尤治目赤痛，屡用每[②]验，盖攻治肝风。凡目赤皆主于风，予于四生散论之甚详，此方主疗，亦四生散之类也。

四生散

治肾脏风，治眼，治癣。

白附子下注脚生疮用黑附子　肾形沙苑蒺藜　羌活　黄芪

上等份，皆生，为末，每服二钱，盐酒调下，空腹，猪肾中煨服尤善。予为河北察访使时，病赤目四十余日，黑睛旁黯赤成疮，昼夜痛楚，百疗不瘥。郎官丘革相见，问予："病目如此，曾耳中痒否？若耳中痒，即是肾家风。有四生散疗肾风，每作二三服即瘥，闾里号为'圣散子'。予传其方。"合服之，午时一服，临卧一服，目反大痛，至二鼓时乃能眠。及觉，目赤稍散，不复痛矣。更进三四服，遂平安如常。是时孙和甫学士帅镇阳，闻予说大喜曰："吾知所以自治目矣。向久病目，尝见吕吉甫参政云：'顷目病久不瘥，因服透水丹乃瘥。'如其言，修合透水丹一剂。试服了二三十服，目遂愈。"乃知透水丹亦疗肾风耳，此可记尔。

病目人更当记一事。予在河北病目时，曾治浴具。洛州守

---

① 半两：原作"各半两"，今据程本删"各"字。

② 每：原作"直"，今据程本改。

阁君绶见访云："目赤不可浴，浴汤驱[1]体中热并集头目，目必甚。"又转运判官李长卿亦云然。予不信，卒浴。浴毕，目赤遂大作。行数程到巨鹿，陈彦升学士以病目废于家。问其目病之因，云顷年病目赤，饮酒归，过同舍林亿，邀同太学浴。彦升旧知赤目不可浴，坚拒之不得，俯一浴，浴已几失明。后治之十余年，竟不瘥。"此亦以为戒也。又予之门人徐构病癣，久不瘥，服四生散，数日都除。

① 浴汤驱：程本作"将躯"。

卷第三

治伤寒方　时气瘴疫　伤暑疟疾

圣散子

昔予览《千金方》“三建散”云，于病无所不治，而孙思邈特为著论，以谓此方：用药节度，不近人情，至于救急，其验特异。乃知神物用灵，不拘常制，至理开惑，智不能知。今予得圣散子，殆此类也。自古论伤寒为急，表里虚实，日数证候，应汗、应下之类，差之毫厘，辄至不救。而用圣散子者，一切不问。阴阳二感，或男子、女人相易，状至危笃，速饮数剂，而汗出气通，饮食渐进，神宇完复，更不用诸药，连服取瘥。其余轻者，心额微汗，正尔无恙。药性小热，而阳毒发狂之类，入口便觉清凉。此药殆不以常理而诘也。若时疾流行，不问老少良贱，平旦辄煮一釜，各饮一盏，则时气不入。平居无事，空腹一服，则饮食快美，百疾不生。真济世卫家之宝也。其方不知所从出，而故人巢君谷世宝之，以治此疾，百不一失。既得之，谪居黄州，连岁大疫，所全活者不可胜数。巢甚秘之此方，指松江水为誓盟，不得传人。予窃隘之，以传蕲水庞君安时。庞以医闻于世，又善著书，故以授之，且使巢君名与此方同不朽也。

续圣散子

圣散子主疾，功效非一。去年春，杭州民病，得此药，全活不可胜数。所用皆中下品药，略计每千钱即得千服，所济已及千人。由此积之，其利甚薄。凡人欲施惠，而力能自办[①]者，犹有所止。若合众力，则人有善利，其行可久。今募信士，楞严院修制，自立春后起，施至来年春夏之交。有入名者，径以施送本院。昔薄拘罗尊者，以诃黎勒施一病比丘，故获报身，身常无众疾。施无多寡，随力助缘。疾[②]病必相扶持，功德岂有限量。仁者恻隐，当崇善因。吴郡陆广秀才，施此方并药，得之于智藏主禅月大师，宝泽乃乡僧也，其陆广见在京施方并药，在麦黪巷住，出此方。

圣散子方

草豆蔻去皮，面裹炮，十个　木猪苓去皮　石菖蒲　高良姜　独活去芦头　附子炮制，去皮脐　麻黄去根　厚朴去皮，姜汁炙　藁本去穰，土炒　芍药　枳壳去穰，麸炒　柴胡　泽泻　白术　细辛

防风去芦头　藿香　半夏姜汁制，各半两　甘草一两，炙　茯苓半两

---

① 办：原作“辨”，今据程本改。
② 疾：原脱，今据程本补。

上剉碎如麻豆大，每服五钱匕，水一钟半，煮取八分，去滓，热服，余滓两服合为一服，重煎，空心服。

小柴胡汤

解伤寒。

柴胡二两　黄芩　人参　甘草炙　生姜各三分　半夏汤洗，一两半　大枣十二枚，破

上剉如麻豆大，以水三升，煮取一升半，去滓，再煎取九合，温服三合，日三服，此古法也。今可作粗散，每服三钱，枣三枚，姜五片，水一盏半，煎至八分，温服。气实疾势盛者，加至四五钱不妨，并去滓。此张仲景方，予以今秤量改其分剂，孙兆更名黄龙汤。近岁此药大行，患伤寒，不问阴阳表里，皆令服之，此甚误也。此药《伤寒论》虽主数十证，大要其间，有五证最得当，服之必愈。一者，身热，心中逆，或呕吐者可服，伤寒此证最多，正当服小柴胡汤。若因渴饮水而呕者不可服，身体不温热者不可服，仍当识此；二者，寒者，寒热往来者可服；三者，发潮热可服；四者，心烦，胁下满，或渴，或不渴，皆可服；五者，伤寒已瘥后，更发热者可服。此五证，但有一证，更勿疑，便可服，服之必瘥。若有三两证以上，更的当也。其余证候，须仔细，详方论及脉候相当，方可用，不可一概轻用。世人但知小柴胡治伤寒，不问何证便服之，不徒无效，兼有所害，缘此药差寒故也。惟此五证，的不蹉跌，决效无疑。此伤寒中最要药也。家家有本，但恐用之不审详。今备论于此，使人了然易晓。本方更有加减法，虽不在此五证内，用之亦属效，今亦载于此。若胸中烦而不呕，去半夏，加人参，

合前成一两，栝楼根一两；若腹中痛者，去黄芩，加芍药三分，此一证最有验，常时腹痛亦疗；若胁下痞硬，去大枣，加牡蛎一两；若心下悸，小便不利，去黄芩，加茯苓一两；若不渴，外有微热者，去人参，加桂三分，温覆微汗愈；若咳，去人参、大枣、生姜，加五味子半两，干姜半两。元祐二年，时行无少长皆咳，服此皆愈。常时止壅痰实，只依本方，食后卧时服甚妙。赤白痢尤效，痢药中无如此妙。盖痢多因伏[1]暑，此药极解暑毒。凡伤暑之人，审是暑暍，不问是何候状，连进数服即解。

麻黄丸

治伤寒，解表，止头痛，兼治破伤风及一切风。

麻黄六两，去节，沸汤炮，去黄水，焙干　乌头水浸三日，频[2]换水，去皮，日干，炮，去脐　天南星别捣　甘草一两，炙　麝香一分　半夏汤洗七遍　石膏泥裹，火烧通赤，研，以上各四两　白芷三两　龙脑半两，只用樟木龙脑，但要发散，不用南番龙脑

上为末，水煮天南星为丸，如小弹子大。每服一丸，葱茶或酒嚼下，薄荷茶亦得，连二三服。此本予家白龙丸，已编入《灵苑》。后又加麻黄作六两，寒水石、石膏为衣，治伤寒至佳。小小伤风，服之立瘥。解表药中，此尤神速。

无名方 1

治暑暍，逡巡闷绝不救者。

---

① 伏：原作“服”，今据程本改。

② 频：原作“顿”，今据程本改。

道上热土　大蒜

上略等多少，烂研，冷水和，去滓饮之，即瘥。此方在徐州沛县城门上，板书揭之，不知何人所施也。

无名方 2

治暑伤肌肤，多疮烂，或因搔成疮者。

林才中尝暑中卧病，肌肤多疮，烂汁出。有一乳媪曰："此易瘥。"取干壁土揉细末，敷之，随手即瘥。

木香丸

治瘴。

鸡心槟榔　陈橘皮去白，各二两　青木香　人参　厚朴　官桂去无味者　大附子　羌活　京三棱　独活　干姜炮　甘草炙　川芎

川大黄切，微炒　芍药各五钱　牵牛子一斤，淘去浮者，揩拭干，热捣，取末四两，余滓不用　肉豆蔻六枚，去壳，止泻方用

上十五味为末，瓷器盛之，密封。临服用牵牛[①]末二两，药末一两，同研令匀，蜜丸，如桐子大。心腹胀满，一切风劳冷气，脐下刺痛，口吐清水白沫，醋心，痃癖，气块，男子肾脏风毒，攻刺四体，及阳毒脚气，目昏，头痛，心间呕逆，及两胁坚满不消，卧时橘皮汤下三十丸，以利为度，此后[②]每夜二十丸。女人血痢，下血，刺痛，积年血块，胃口逆，手足心

① 牛：原脱，今据程本补。
② 此后：原脱，今据程本补。

烦热，不思饮食，姜汤下三十丸，取利，每夜更服二十丸。小儿五岁以上，疳气，腹胀，气喘，空心温汤下五七丸，小者减丸数服。凡胸腹饱闷不消，脾泄不止。临卧温酒下，取利。食毒，痈疽发背，山岚瘴气，才觉头痛，背膊拘紧，便宜服之，快利为度。常服可以不染瘴疾。凡瘴疾，皆因脾胃实热所致，常以凉药解膈上壅热，并以此药通利弥善。此丸本治岚瘴及温疟大效。李校理敦裕常为传，刻石于大庾岭，蒙效者不可胜数。子伯氏任闽中，常拥兵捕山寇。过漳浦，军人皆感疟。用此治之，应时患愈。予在江南，时值岁发疟，以此药济人，其效如神，皆以得快利为度。又记，凡久疟服药讫，乃灸气海百壮，又灸中脘三十壮，尤善。

枳壳汤

治伤寒痞气，胸满欲死。

桔梗　枳壳炙，去穰，各一两

上剉如米豆大，用水一升半，煎减半，去滓，分二服。伤寒下早，则气上膨胸，世俗即谓之结胸，多更用巴豆、粉霜、腻粉下之，下之十有八九死。此盖泻其下焦，下焦虚则气愈上攻胸膈，多致不救。凡胸胀病，只可泻膈。若按之坚硬而痛，此是结胸，胸有水，须用大黄、甘遂辈下之，陷胸丸之类是也。若按之不甚硬，亦不痛，此名痞气，上虚气热鼓胀，只可用黄芩、黄连、大黄之类化之。

尝有人患胸胀，已危困，作结胸、痞气治，皆不瘥。文大夫以此汤饮之，下黄水一升许，遂瘥。予得此法，用之如神。若是痞气，莫不应手而瘥。凡伤寒胸胀，勿问结胸、痞气，但先投此药。若不瘥，然后别下药。缘此汤但行气下膈耳，无他损。又西晋崔行功方，伤寒或下或不下，心中结满，胸胁痞塞，气急厥逆欲绝，心胸高起，手[①]不得近，二三日辄死，用泻心、大小陷胸汤皆不瘥。此当是下后虚逆，气已不理，而毒复上攻，气毒相搏，结于胸中，气毒相激，故致此病。疗之当用加减理中丸，先理其气，次疗诸疾。

加减方：

人参　白术　甘草炙，各二两　干姜炮，一两半　枳实十六片，麸炒，或炙　茯苓二两

上为末，蜜丸，如弹大。一丸不效[②]，再服。予时用此，神速。下喉气即接续[③]，复与之。不过五六弹丸，胸中豁然矣。用药之速，未尝见此。渴者，更加瓜蒌二两，下痢者，加牡蛎二两。予以告领军韩康伯、右卫毛仲祖、光禄王道预、台郎顾君苗、著作殷仲堪，并悉用之，咸叹其应速。于时枳实乃为贵。缘此病由毒攻于内，多类少阴，泄利之后，理应痞结，虽已泄利，毒尚未除，毒与气争，凝结于胸。时或不利，而毒已入胃，胃中不通，毒必上冲，或气先不理，或上焦痰实，共相冲结，复成此患。大抵[④]毒之与气，相干不宣，关津壅遏，途径不通，故泻心疗满而不疗气，虽复服之，其瘥莫由。疗毒[⑤]理结，莫过理中丸，解毒通气，痞自消释。然干姜性热，故减其分。茯苓通津，瓜蒌除渴。牡蛎止痢，谨审其宜，无不得矣。

---

① 手：程本作“手足”。

② 效：原作“歇”，今据程本改。

③ 下喉气即接续：原作“下喉即折续”，今据程本改。

④ 抵：原作“归”，依据程本改。

⑤ 毒：原作“气”，程本作“毒”，今据后文“解毒通气”，当从程本。

家人黄珍者，得病如上。其弟扶就叔尚书乞药。余曰："可与理中丸。"坐中数客皆疑不可，予自决与，于箱中取一弹丸与之。竺法大调余曰："此人不活，君微有缘矣。"与时合暝许，比至三筹，扶又来，便叩头自搏，四座愕然，谓其更剧，叔问何如[1]？扶答："向药一服，便觉大佳，更复乞耳。"予谓竺，向答曰："上人不忧作缘，但恐夜更来乞，失人眠耳。"果尔如何，余复与数弹丸，明日便愈，遂至今用之。护军司马刘元宝妾病，亦如此，叔复与之一服，如鸡子一丸便瘥。叔知故文武，遂多蒙此济，伤寒[2]难疗，故详记焉。此行功自叙也。余以此丸与枳壳汤兼服，理无不验。理中丸所用枳实，只是枳壳，古人只谓之枳实，后人方别出枳壳[3]一条。

栀子汤

治胸痹切痛。

栀子二两　附子炮，一两

上每服三钱，水一大盏，薤白三寸，同煎至五分，温服。泗州有人病岁余，百方不愈，服此，二服顿愈。

五积方

余家旧方《博济》亦载，小有不同。

苍术二十两　桔梗十两　陈皮六两　白芷三两　甘草三两　当

① 如：原作"人"，今据程本改。
② 寒：原脱，今据程本补。
③ 壳：原作"实"，今据程本改。

归二两　川芎一两半　芍药　白茯苓　半夏汤七洗，各一两　麻黄春夏二两，秋冬三两　干姜春夏一两半，秋冬二两　肉桂春夏三两，秋冬四两　厚朴二两，姜汁炙　枳壳麸炒，去瓤，四两，以后三味别捣，和上前十二[①]味为粗末，分作六服，大锅内缓火炒，令微赤香熟，即不可过焦，取出，以净纸藉板床上，凉令冷，入后三物和之。和气，每服三钱，加姜枣[②]，煎至六分，去滓服。伤寒手足逆冷，虚汗不止，脉沉细，面青，呕逆，加顺元散一钱同煎，热服。产妇陈疏难产，经三两日不生，胎死腹中，或产母气乏委顿，产道干涩，加顺元散七分[③]，酒三分煎，相继两服，气血内和即产。胎死者不日[④]当下，其顺元散多量产母虚实。伤寒发热，胁内寒者，加葱三寸，豉七粒同煎。相继两三服，当以汗解。

顺元散

乌头二两　附子炮　天南星各一两，炮　木香半两

上予叔祖钱氏时得此方，卖于民家，故吴中至今谓之沈氏五积散。大抵此散能温里外，但内外感寒，脉迟细沉伏，手足冷，毛发恂栗。伤寒里证之类，大啜三两杯，当手足温，或汗乃愈。今世名医多用此散治气，极效。和一切气，通血络，无出此药。人病脾疟，用紫金丸逐下，乃服此散数服，多愈。

---

① 十二味：原作“十五味”，程本作“十二味”今据后文“入后三物”，当从程本。

② 姜枣：原作“姜□”，今据程本补。

③ 七分：程本作“水七分”。

④ 日：原作“过”，今据程本改。

紫金丹

硫黄、针沙并三钱，铁粉五钱，腻粉十五钱，四味炒为末，粟米饭丸，如弹子大。乳香汤下一丸，气实服一丸半至二丸。

七枣散

治脾寒疟疾。

川乌头大者一个，炮良久，移一处再炮，凡七处炮满，去皮脐，为细末，都作一服，用大枣七个，生姜十片，葱白七寸，水一碗，同煎至一盏，疾发前，先食枣，次温服，只一服瘥。元祐二年，两浙疟疾盛作。常州李使君，举家病疟甚久，万端医禁不效，常时至效，万服亦不止。过客传此方，一家服之，皆一服瘥。又长兴贾耘老传一方，与此方同。只乌头不炮，却用沸汤炮，以物盖之，候温更炮，满十四遍，去皮，切，焙干，依上法作一服。耘老云："施此药三十年，治千余人，皆一服瘥。"

葱熨法

治气虚阳脱，体冷无脉，气息欲绝，不省人，及伤寒阴厥，百药不效者。

葱以索缠，如盏许大。切去根及叶，惟存白，长二寸许，如大饼餤。先以火胁一面令通热，又勿令灼人，乃以热处搭病人脐，连脐下，其上以熨斗满贮火熨之，令葱饼中热气郁入肌肉中。须预作三四饼，一饼坏不可熨，又易一饼。良久，病人当渐醒，手足温，有汗即瘥。更服四逆汤辈，温其体，万万无忧。予伯兄忽[1]病伤寒，瞑寂[2]不知人八日，四体坚冷如石，药不可复入，用此遂瘥。集贤校理胡完夫，用此方拯人之危，不可胜数。

金液丹出《博济方》

硫黄十两，精莹者，研碎，入罐子，及八分为度，无大满，石龙芮两握，又云狗蹄草一握[3]，水鉴草两握，稻田中生，一茎四花，如田字，亦名水田草，独茎生，以黄土一掬，同捣为泥，只用益母草、井泥捣亦得。

上固济药罐子，约厚半寸，置平地，以瓦片覆罐口，四面炭五斤拥定，以熟火一斤，自上燃之，候罐子九分赤，口缝有碧焰，急退火，以润灰三斗，覆至冷，剖罐取药，削去沉底滓浊，准前再煅。通五煅为足，药如熟鸡卵气。急用可三煅止。取并罐，埋润地一夜，又以水煮半日，取药，柳木槌研细[4]，滴水，候扬之无滓，更研令干。每药一两，用蒸饼一两，汤释化，同捣丸之，曝干。金液丹旧方，主病甚多[5]，大体治气羸。凡久疾虚困，久吐利不瘥，老人脏秘，伤寒脉微，阴厥之类，皆气羸所致，服此多瘥。大人数十丸至百丸，小儿以意裁度多少，

---

① 忽：原作“足”，今据程本改。
② 寂：原作“集”，今据程本改。
③ 一握：原作“□一”，今据程本改。
④ 细：原作“顿”，今据程本改。
⑤ 多：原作“久”，今据程本改。

皆粥饮下。羸甚者，化灌之。小儿久吐利垂困，药乳皆不入，委顿待尽者，并与数十丸，往往自死得生，少与即无益。予亲见小儿吐利极，已气绝，弃之在地。知其不救，试谩与服之，复活者数人。

卷第四

服药　治诸气方　脏腑虚冷　腹痛泻痢暴下

服茯苓说

茯苓自是仙家上药，但其中有赤筋脉，若不能去，服久不利人眼，或使人眼小。当削去皮，切[①]为方寸块，银石器中清水煮，以[②]酥软解散为度，入细布袋中，以冷水揉摆，如作葛粉状，澄取粉，而筋脉留布袋中，弃去不用。其粉以蜜和，湿香状，蒸过食之尤佳。胡麻但取纯黑脂麻，九蒸九曝，入水烂研，滤取白汁，银石器中熬，如作杏酪汤，更入去皮核，烂研枣肉，与茯苓粉一处搜和，食之尤奇。

服茯苓赋并引

予少而多病，夏则脾不胜食，秋则肺不胜寒。治肺则病脾，治脾则病肺。平居服药，殆不复能愈。年三十有二，官于宛丘。

① 切：原作“研”，今据程本改。
② 以：原作“似”，今据程本改。

或怜而受之以道士服气法，行之期年，疾良愈，盖自是始有意养生之说。晚读《抱朴子》，书言服气与草木之药，皆不能致长生。古神仙真人皆服金丹，以为草木之性，埋之则腐，煮之则烂，烧之则焦，不能自生，而况能生人乎？予既汩没世俗，意金丹不可得也，则试求之草本之类，寒暑不能移，岁月不能败，惟松柏为然。古书言松脂流入地下为茯苓，茯苓千岁，举则为琥珀，虽非金玉，而能自完也，亦久矣。于是求之名山，屑而论[1]之，去其脉络，而取其精华。庶几可以固形养气，延年而却老者，因为之赋以道之。

春而荣，夏而茂。憔悴乎风霜之前，摧折乎冰雪之后。阅寒暑以同化，委粪壤而兼朽。兹固百草之微细，与众木之凡陋。虽或效骨骼于刀几，尽性命于杵臼，解急难于俄顷，破奇邪于邂逅。然皆受命浅狭，与时变迁。朝菌无日，蟪蛄无年。苟自救之不暇，矧他人之足延。乃欲撷根茎之微末，假臭味以登仙，是犹托疲牛于千里，驾鸣鸠以登天，则亦辛勤于涧谷之底，槁死于峰崖之巅。顾桑榆之窃叹，意神仙之不然者矣。若夫南涧之松，拔地千尺，皮厚犀兕，根坚铁石，须发不改，苍然独立。流膏脂于黄泉，乘阴阳而固结，像鸟兽之蹲伏，类龟蛇之闭蛰，外黝黑似鳞皴，中结白而纯密。上霍莽之不犯，下蝼蚁之莫贼，经历千岁，化为琥珀。受雨露以弥坚，与日月而终毕，故能安魂魄而定心志，却五味与谷粒。追赤松于上古，以百岁为一息，颜如处子，绿发方目，神止气定，浮游自得。然后乘天地之正，御六气之辨，以游夫无穷，又何求而何食。

① 论：程本作“治”。

木香散

治脏腑冷极，及久冷伤惫，口疮下泄，谷米不化，饮食无味，肌肉瘦悴，心多嗔恚，妇人产后虚冷下泄，一切水泻冷痢。

木香　破故纸　高良姜　砂仁　厚朴姜汁炙，各三分　赤芍药

陈橘红　肉桂　白术各半两　胡椒　吴茱萸汤洗，去黑水，各一分　肉豆蔻四枚　槟榔一个

上为散，每服三钱，不经水猪肝四两许，去筋膜，批为薄片，重重掺药，置一鼎中，入浆水一碗，醋一茶脚许，盖覆，煮肝熟，入盐一钱，葱白三茎，细切，生姜弹子许，捶碎，同煮水欲尽，空心，为一服，冷食之。初服微泻不妨，此是逐下冷气，少时自止。经年冷利滑泻，只是一服，渴即饮粥汤下。忌生冷油腻物。如不能食冷物，即添少浆水暖服。张简夫职方，尝久泻。忽有人召食，以疾辞不往。主人曰："吾有良药，一服可瘥。"煮药而召之。简至，先服药，便就席，熟醉而归，竟不复泻。简夫得此方，与人服，莫不神应。嘉兴谢医得此方，恶其烦，只用浆水煮猪肝为丸，如梧桐子大。每服五十丸，粥饮下，其效亦同。若暴泻利，只是一服。惟热痢热泻不治[①]。予家极宝此药，可大惊异，非余药可比。

硇砂煎丸附桂丸方

治一切积滞，化气消食。补益真气，产后逐败血，补虚损

① 治：原作"住"，今据程本改。

至善。

硇砂一两，拣通明无石者，别研令如粉　舶上茴香一两，略炒　当归一两，无灰酒浸一宿，去芦了，薄切片子，焙　金铃子三两，洗过，切破，四两无灰酒浸一宿，候软，以刀子削下瓤，去皮核不用　肉苁蓉一两，无灰酒浸一宿，薄切作片子，干　穿心巴戟一两，无灰酒浸一宿，去心用　天雄一两，无灰酒煮五七百沸，候软，刮去皮　槟榔一两　木香　沉香　黑附子各一两　阿魏半两，米醋磨成膏，入诸药

上细末，以无灰酒煮白面糊丸，如梧桐子大，每服三十丸，空心，日午温酒下。此方家家有。予家妇尝病蓐中下痢，日久甚困笃，百方不瘥。士人李潜善医曰："蓐中下痢，与他痢不同。常痢可用苦涩药止之，蓐中痢生于血不足，投涩药则血愈不行，痢当更甚。"为予作硇砂法，云此药果能治产后痢。先以桂小丸下之，次投硇砂丸。日九十丸，痢顿减半，次日遂愈。硇砂丸，产后虽无疾，亦宜服之，能养血去积滞。桂丸方，今附于后。

硇砂研　肉桂　甘遂　丁香　木香　芫花醋炒焦　巴豆去心皮，不去油

上各等份，捣，治面糊为丸，小绿豆大，每服二丸三丸，温水下，加减更量虚实。潜，名医也，云此丸取积最胜，不以久近皆能化。

黑神丸

漆六两，半生，半用重汤煮一半日令香　神曲四两　茴香四两　木香　椒红　丁香各半两　槟榔除椒外，五物皆半生半炒，四个

上丸如弹丸大，取茴香末十二两，铺盖阴地，阴干，候外

干，并茴香收器中，极干，乃去茴香。肾余育肠，膀胱痃癖，七疝下坠，五膈血崩，产后诸血，漏下赤白，并丸分四服。死胎一丸，皆无灰酒下。难产，炒葵子四十九枚，捣碎，酒煎下一丸。诸疾不过三服，元气十服，膈气癥癖五服，血瘕三丸，当瘥。予族子妇，病腹中有大块如痞[1]。每发，痛不可堪。时子妇已贵，京下善医者悉尝服其药，莫愈。陈应之曰："此血瘕也。"投黑神丸，尽三丸，痞气消尽，终身不复作。

神保丸出《灵苑》

木香一分　胡椒一分　巴豆十枚，去皮心，研　干蝎一枚

上汤什[2]蒸饼，丸麻子大，朱砂为衣，每服三丸。心膈痛，柿蒂汤下，或灯心同柿蒂汤下；腹痛，柿蒂煨姜汤下；血痛，炒姜醋小便下；小便不通，灯心汤下；血痢脏毒，楮叶汤下；肺气甚者，白矾、蚌粉各三分，黄丹一分，同研[3]为散，煎桑白皮糯米饮，调下三丸[4]；小喘，止用桑皮糯米饮下；肾气胁下痛，茴香酒下；大便不通，蜜汤调槟榔末一钱同下；气噎，木香汤下；宿食不消，茶酒浆饮任下。予三十年前客金陵，医人王琪传此方。琪云："诸气，惟膀胱气胁下痛最难治，独此丸辄能去之。"熙宁中，予病项筋痛，诸医皆以为风，治之数月不瘥，乃流入背膂，久之右注胁，挛痛甚苦。忆琪语，方向已编入《灵苑》，取读之，有此一验，乃合服之，一投而瘥。后再发，

---

① 痞：原作"杯"，今据程本改。下同。
② 什：程本作"释"。
③ 研：原作"于"，今据程本改。
④ 三丸：原作"三钱下"，今据程本改。

又一投而瘥。

小建中汤

治腹中切痛。

桂削　生姜切，各三分　甘草炙[①]，半两　大枣十二枚，擘　白芍一两半　胶饴二两。以上并细切

上以水二升，煮取九合，去滓，内饴，更上火微煮，令饴化，温服三合，日三服。尝有人患心腹病，不可忍，累用良医治之，皆不效，灸十余处，亦不瘥。士人陈承善医，投一药遂定。问之，乃小建中汤也。此药偏治腹中虚寒，补血，尤主[②]腹痛。常人见其药性温平，未必信之。古人补虚，只用此体面药，不须附子、硫黄。承用此药，治腹痛如神。然腹痛按之便痛，重按却不甚痛，此止是气痛，重按愈痛而坚者，当自有积也。气痛不可下，下之愈痛[③]，此虚寒证也，此药尤相当。按：《外台》虚劳腹中痛，梦失精，四肢酸痛，手足烦热，咽干口燥，妇人少腹痛，宜服。仲景《伤寒论》：阳脉涩，阴脉弦，法当腹中急痛，先与此不瘥，小柴胡汤主之。此二药皆主腹痛，予已于小柴胡汤叙之。若作散，即每服五钱匕，生姜五片，枣三个大者，饴一栗[④]大。若疾势甚，须作汤剂，散服恐力不胜病。

元丰中，丞相王郇公，病小腹痛不止，宣差太医，攻治备至，皆不效。凡药之至热，如附子、硫黄、五夜叉丸之类，用

① 炙：原作“各”，今据程本改。
② 主：原作“上”，今据程本改。
③ 痛：原脱，今据程本补。
④ 栗：原作“粟”，今据程本改。

之亦不瘥。驸马张都尉，令取妇人油头发，烧为灰，细研，筛过，温酒服二钱，即时痛止[①]。

进食散

青皮　陈皮去穰，各一分　草豆蔻三个　甘草一分，炙　诃子去核，煨，五个　高良姜薄切，炒，一分　川乌头一个，炮，去皮脐　肉桂一分，去外皮

上每服一钱，水一中盏，生姜二片，煎至七分，食空时服，此卢州李潜方，治脾胃虚冷，不思食，及久病人脾虚，全不食者，只一二服，便顿能食。潜，名医也。予目见在真州，治贾使君女子，已五十余日，病脾多呕，都不进食，医绝无验，潜投此药一服，遂食蒸饼半枚，明日百味皆思。潜云："此药进食极神速。"予疑此药大热，潜云："不然，用之三十年，无不效者。"

压气散

止逆定喘，治疏取多后，气乏控上膈者。

木香　人参　白茯苓　藿香　枳壳　陈橘皮　甘草炙，以上各等份　附子炮[②]

上服一大钱，煎紫苏木瓜生姜汤，再入银盏，重汤煎五七沸，通口服。

---

① 即时痛止：程本其后有"女用男发"四小字。

② 炮：程本其后有"减半"二字。

诃子丸

消食化气。

诃子皮二两，洗，炮　木香　白豆蔻　槟榔　桂　人参　干姜　茯苓以上各二两　牵牛子一两，略炒　甘草粗大者，炙，一两

上酒煮面糊为丸，梧桐子大，每服十五丸至二十丸。如有气疾发动，吃食过多，筑心满闷，烂嚼，茶酒任下。陆子履学士，知蔡州平兴县，值石普南迁，子履与治行甚勤，普极德之。未几普召还，过平兴见子履，叙南行之惠，曰："他物不足以为报，有一药方奉传。"乃此方也。云普啖物极多，常致愤闷成疾，服此辄愈。予问子履求得之，家中常合。食饱胀满，及气膨胸膈，只一服，如人手按下，极有验也。

椒朴丸附无碍丸

治脾胃虚冷，岁久不思饮食，或发虚肿，或日渐羸瘦，四肢衰倦，吐利无节，应脾虚候状，皆可服食。

汉椒去目　厚朴去粗皮，剉　茴香　青盐淘去沙土，取浮

上各二两，以水二升，煮令干，焙燥[1]，捣为末，面糊丸，梧桐子大，每服三四十丸，空心，米饮下及盐汤下。病深者，日三服。予中表许君，病脾逾年，通身黄肿，不能起，全不嗜食。其甥为本道转运使，日遣良医治之，都不效。有傅主簿传此方，服十许日渐安。自尔常服，肌肤充硕，嗜饮美食，兼人

① 燥：原作"炼"，今据程本改。

面色红润，年六十余，日行数十里，强力如少年。椒朴丸，《博济》及诸集中多载。有加附子者，有加姜辈，皆不快捷。此方得其精要，与病相当如神，慎勿增他药。药之中病处，人多不识。看不上面，自有奇功，多因增益他药，却致不验，此难可以意测也。

湖州处士刘某，其叔父病喘。手足皆肿，殆不能起。刘君梦有人谓之曰："君叔父病脾，病横泻四肢，非他也。子有隐德，吾能愈子叔父之疾。"手疏方以授之，曰无碍丸。且诫曰："慎勿服他药。"刘君得方，以饵其叔父，三饵而疾间。君先迎医于钱塘，后数日医至，曰："此肺逆，当治肺。"药入口，疾复作。君谕曰："神人预尝诫我。"急谢医，后投无碍丸遂瘥。

其方：

大腹炙，二两　蓬莪术　三棱皆湿纸裹，煨熟，一两　木香面裹，煨[①]熟，五钱　槟榔生，一分

上为末，炒麦蘖，捣粉为糊，丸如梧桐子大，服二三十丸，生姜汤下。

桂香散

治脾胃虚弱，并妇人脾血久冷。

高良姜剉，炒香熟　草豆蔻去壳，炒　甘草　白术　砂仁　厚朴去粗皮，剉，以上各一两　青橘皮去穰，炒黄　诃子肉各半两　肉桂一分　生姜一两，切　枣肉一两，切，二味同厚朴一处，用水一碗煮[②]令干，同杵为团，焙干用

① 煨：原作"暖"，今据程本改。
② 煮：程本作"煎"。

上同为末，每服二钱，入盐少许，沸汤点，空心服，此药偏疗腹痛。天台吕使君，自来有腹痛，遇疾发，即闷绝，连日不瘥。有一道士点此散饮之，一服遂定。自后每发，即饮数服，痛如失去。予得之，累与人服，莫不神验，治冷泻尤妙。腹痛最难得药，此方只是温脾耳，特工止痛，理不可知。

健脾散

治胃虚泄泻，老人脏泄尤效。

乌头炮，三分　厚朴姜炙　甘草炙　干姜炮，各一分

上服一钱，水三合，生姜二片，煎至二合，热服，并二服止。家尝贮此药，治脾泄极验。

香姜散

治久患脾泄泻。出《博济方》。

生姜四两　黄连一两

上剉碎如豆大，一处慢火炒，令姜干脆，深赤色[1]，去姜，取黄连为细末，服一钱，空腹，蜡茶清下，不过二服瘥。

引气丹

治一切滞气。

朱砂碾　安息香研　麝香研，各一分　白芥子三百六十粒，

① 色：原作“者”，今据程本改。

炒 大戟末一钱匕 没药一钱，研入 牛黄五分，研入 牵牛末一钱匕 五灵脂一钱，研入 乳香一钱，研入 班蝥二十七个，去头、翅、足，研入 巴豆二七粒[1]，去皮，研出油

上件都研令匀，用红米饭为丸，如麻子大，临时汤使下之。太医院潘璟，带囊中常贮此药，仓卒疾，多用之。

沉麝丸

治一切气痛不可忍。端午日午时合。

没药 辰砂 血蝎各一两 木香半两 麝香一钱[2] 沉香一两

上各生用，银瓷器熬生甘草膏为丸，皂角子大，姜盐汤送下。血气，醋汤嚼下。松滋令万君，拟宝此药。妇人血痛不可忍者，只一丸，万君神秘之。每有人病，止肯与半丸，往往亦瘥。

礞石丸

治诸气[3]。

硇砂一两，米醋三升化 巴豆霜二两半，以上先煮 青礞石半两，研 三棱醋浸一宿，煨，一两，以上次煮 大黄一两半，分三分煨，炒，又次煎 木香 槟榔 肉豆蔻 猪牙皂角去皮，炒，一云炙 肉桂

干姜炮 丁香 蓬莪术各一两 芫花醋浸一宿，炒微有烟 青

---

① 二七粒：程本作“二十七粒”。
② 钱：原作“两”，今据程本改。
③ 气：原作“痰”今据原书目录及程本改。

橘皮 白豆蔻 墨烧八分过，各半两 胡椒一分 粉霜研，一分 面二两，酒半斤化，又次煎

上硇砂，醋合巴豆，煮两食久。投礞石、三棱，又投酒、面，又投大黄，相去皆半食久，乃入众药熬，丸如绿豆大，每服三五丸，酒饮杂下。凡癥积、饮食所伤，气凝谷食不化，皆能愈[1]。

褐 丸

消食化气，止泻，腹中诸冷疾。

乌头炮，去皮 桂 香附子微炒 干姜炮 陈橘皮微炒

上先用川巴豆取肉，麻油内慢火煎，自旦及午，候巴豆如皂子色即止，净拭，冷水中浸两日，日再换水，又拭干，研如油，极细，须研一日方可用。以铁匙刮出，薄摊新瓦上，如一重纸厚，候一复时，以铁匙刮下，再研极细。每巴豆霜一两，即诸药各五两为细末，水调成膏，与巴豆同研千万匝，再用绢罗过，更研令匀，陈米一升半，为细末，水调成膏，直候微酸臭，即煮为硬糊，细研，令无块硬处，乃与众药一处为丸，如绿豆大，每服五七丸，随汤使下。此只是食药，然食药方至多，无如此方者，能和脾胃，消气进食，止泻去积。凡食物壅隘，服之即消。应腹中不平，脾胃诸疾，服之莫不康泰。苏州有人卖一朱砂丸，食药，无所不治，其效如神。如此致巨富。服其药者，遍天下人无有得其真方者。后有亲人窃得，乃与此一同，但加朱砂为衣耳。人家宜常合，长少皆可服，的的可赖。

① 上硇砂……皆能愈：此段原在神圣香茸散“治胃气、小腹切痛”之后，今据程本改。

神圣香茸散出吴兢《五脏论》

治胃气，霍乱吐泻，转筋腹痛。

香茸穗经霜者，一两半　新厚朴取二两心　川黄连二两　白扁豆一两，焙

上先用姜汁四两，一处杵黄连、厚朴二味，令细，炒成黑色，入香茸、扁豆二味，都为末，每服五钱，水一盏，酒一盏，共煎至一盏，入瓷瓶内，蜡纸封，沉入井底，候极冷，一并服二服，至死者亦可[①]。京师卖此药，一服百钱。治胃气、小腹切痛。

无名方 3

治腹中气块。

大黄　荜茇等份，皆生

上蜜丸，桐子大，麝香水下二三十丸，空心服，日三。贵州守李承议，得岚瘴，夫妇儿女数人，相继而死。有二子归岭北，皆病腹中有块如瓜，瘦苦欲死。陈应之与此方，服及三十服，气块皆消。应之云："此寒热相杂所致[②]，当以寒热二物攻之。"

暴下方

欧阳文忠公常得暴下，国医不能愈，夫人云："市人有此药，

① 至死者亦可：程本作"濒死者亦生"。

② 致：原脱，今据程本补。

三文一贴，甚效。”公曰：“吾辈脏腑与市人不同，不可服。”夫人使以国医药杂进之，一服而愈。公召卖者，厚遗之，求其方，久之乃肯传。但用车前子一味为末，米饮下二钱匕。云此药利水道而不动气，水道利则清浊分，谷脏自止矣。

治泻痢方

肉豆蔻刳作瓮子，入通明乳香少许，复以末塞之，不尽，即用面和少许，裹豆蔻煨熟，焦黄为度，三物皆研末，仍以茶末对烹之。

茶　方

宪宗赐马总治泻痢腹痛方。

以生姜和皮切碎，如粟米，用一大盏，并草茶，相对煎服。元祐二年，文忠公[1]得此疾，百药不效，予传此方而愈。

---

① 文忠公：原作“文□公”，今据程本补。

卷第五

治劳积损　肺瘘咳嗽消渴　痰壅化涎

与翟东玉求地黄

马，火也，故将火而梦马。火就燥，燥而不已则穷，故膏油所以为无穷也。药之膏油者，莫如地黄，啖老马，复为驹。乐天诗云：与君啖老马，可使照地光。今人不复能知此法。吾晚学道，血气衰耗，如老马矣，欲多食生地黄，而不可常致。忽见人言，循州兴宁令欧阳叔尚[①]，于县圃中多种此药。意欲作书干之而未敢。君与叔尚故人，可为致此意否？此药以二八月采者良，如许，以此时寄惠为幸，欲烹以为煎也。

苏合香丸

治肺瘘、客忤、鬼气、传尸、伏连、殗殜等疾，卒得心痛、霍乱吐利、时气、诸疟、瘀血、月闭、痃癖、疔肿、惊痫、邪

① 叔尚：程本作“叔向”。

气、狐媚、瘴疠等疾。

苏合香　白术　朱砂　沉香　诃子肉　丁香　木香　香附子

白檀香　乌犀屑　乳香　荜茇　安息香各一两　麝香　龙脑各半两

上为末，炼蜜丸，如鸡头实大。每服一丸，温酒嚼下，人参汤亦得。此方人家皆有，恐未知其神验耳。本出《广济方》，谓之白术丸，后人编入《外台》《千金方》。真宗朝，尝出苏合香酒赐近臣，又赐苏合香丸，自此方盛行于世。此药大能安气血，却外邪。凡疾自内作，不晓其名者，服此往往得效。惟治气疰气厥，气逆不和，吐利，荣卫阻塞，尤有神功。予所亲见，尝有淮南监司官谢执方，因呕血甚久，遂奄奄而绝，羸败已久，手足都冷，鼻息皆绝，计无所出。惟研苏合香丸[1]灌之，凡尽半两，遂苏。又予所乘船，有一船工之子，病伤寒日久而死，但心窝尚暖，不忍不与药，弃已不救，试与苏合香丸，灌之四丸乃醒，遂瘥。予友人为两浙提点刑狱，尝病大泻，目视天地皆转，神思不理，诸药不效，服合两丸许，顿觉轻爽，腹泻亦止。予目睹救人于将绝者，不可胜记。人家不可无此药，以备急难，瘟疫时尤宜服之，辟疫尤验。仓卒求人参不得，只白汤亦佳，勿用酒。古方虽云用酒下，多不效，切宜记之。东阳刘使君，少时尝病瘵，日渐羸削，至于骨立，肌热盗汗，劳状皆具，人有劝服此药，凡服八九两，所苦都瘥。一方有牛黄半两，古方本无，乃后人加之。

① 丸：原脱，今据程本补。

诸劳明月丹

兔屎四十九枚　硇砂如兔屎相类大者，四十九星

上用生蜜丸，以生甘草半两，碎，浸一夜，取汁，五更初下七丸，勿令病人知劳药。下后频看，若有虫，急打杀，以桑火油煎使焦，弃恶[1]水中。三日不下，更服，须月三日以后望前服之。忌见丧服色衣妇人、猫、犬之类。后服治劳补气约，取瘥。威愍孙元规，藏此方，数能活人。江阴万融病劳，四体如焚，垂困。一夜梦神，腹拥一月，大如盘，明烂不可正视，逼人心，骨皆寒，已而悸寤，俄有人扣关，乃威愍使人遗之药，服之遂瘥。问其名，则明月丹也，始悟向之所梦。大抵此药最治热劳，又云伤寒烦躁，骨热皆治疗。

火角法

治久嗽，冷痰咳嗽，及多年劳嗽，服药无效者。

雄黄通明不夹石者，一两　雌黄不夹石者，半两，二味同研极细末　蜡二两

上先熔蜡令汁，下药末，搅匀，候凝刮下，用纸三五段，每段阔五寸，长一尺，蜡熔药，涂其一面令厚，以竹箭卷成筒子，令有药在里，干令相着，乃拔去箭。临卧，熨斗内盛火，燃筒子一头，令有烟，乃就筒子长引气，吸取烟，陈米饮送下。及吸，每三吸为一节。当大咳，咯出冷涎，即以衣覆卧，良久

① 恶：原作“患”，今据本改。

汗出。若病三五年者，二三节[1]即瘥。十年以上，嗽甚，咳声不绝，胸中常有冷痰，服药寒温补泻俱无效者，日一为之，不过五七日良愈。先君户部病痰嗽，胸中常如冰雪。三年而伯父继感嗽，又六年，羸瘵殆困，百方治之皆莫愈。用此二三为之，皆瘥。

九宝散

治积年肺气。

大腹并皮　肉桂　甘草炙　干紫苏　杏仁去皮尖　桑根白皮各一两　麻黄去根　陈皮炒　干薄荷各三两

上捣为粗末，每服十钱匕，用水一大盏，童便半盏，乌梅二个，姜钱五片，同煎至一中盏，滤去滓，食后临卧服。两浙张大夫，病喘二十年，每至秋冬辄剧，不可坐卧，百方不瘥。后得临平僧法本方，服之遂瘥。法本凡病喘三十年，服此药半年，乃绝根本，永不复发。凡服此药，须久乃效[2]。

何首乌散

治脚气流疰，头目昏重，肢节痛，手足冷，重热拘挛，浮肿麻痹，目生黑花。出《灵苑》。

何首乌水浸一日，切，厚半寸，黑豆水拌匀，令湿何首乌重重相间，蒸豆烂，去豆，阴干　仙灵脾叶　牛膝以上各酒浸一宿　乌头水

① 节：原作“吸”，今据程本改。

② 须久乃效：其后衍下文“治脚气……或生黑花”二十九字，今据程本删。

浸七日，入盐二两半，炒黄色，各半斤

上每服二钱，酒下，或粥饮调下，日三服，空心食前。久患者半月效。先君同官王绰礼部，有女子病足挛痛二岁，得此半月愈。予老姨，亦病手足骨髓中痛，不能堪，久治不瘥，亦得此愈。

治消渴方

眉山有杨颖臣者，长七尺，健饮啖，倜傥人也。忽得消渴疾，日饮水数斗，食倍常而数溺，消渴药服之逾年，疾日甚，自度必死，治棺衾，嘱其子于人。蜀有良医张玄隐之子，不记其名，为诊脉。笑曰：“君几误死矣。”取麝香当门子，以酒濡之，作十许丸，取枳枸子为汤饮之，遂愈。问其故，张生言：“消渴消中，皆脾衰而肾惫，土不能胜水，肾液不上溯，乃成此疾。今诊颖臣脾脉极热，而肾不衰。当由果实酒过度，虚热在脾，故饮食兼人而多饮，水既多，不得不多溺也，非消渴也。麝香能败酒，瓜果近辄不植。而枳枸子亦能胜酒，屋外有此木，屋中酿酒不熟，以其木为屋，其下亦不可酿酒，故以此二物为药，以去酒果之毒也。”

宋玉云：枳枸束巢。枳，音俱里切，枸，音矩，以其实如乌乳，故能束巢。今俗讹谓之鸡矩子，亦谓之癞汉指头，盖取其似也。嚼之如乳，小儿喜食之。

经效阿胶丸

治嗽，并嗽血、唾血。

阿胶剉碎，微炒　卷柏去尘土　干山药　生干地黄熟者不用　鸡苏　大蓟独根者最佳，日影干　五味子以上各一两，净　柏子仁别研　茯苓　人参　百部　远志去心　麦门冬　防风以上各半两，净

上十四味，并择好药材，依方修制，捣罗为末，炼蜜丸，如弹子大，不拘时候，浓煎小麦并麦门冬，嚼[①]下半丸，加至一丸。若觉气虚，空心不用服。

灸咳逆法

予族中有病霍乱吐痢，垂困，忽发咳逆，半日之间，遂至危殆。有一客云："有灸咳逆法。凡伤寒，及久疾得咳逆，皆为恶候，投药皆不效者，灸之必愈。"予遂令灸之，火至肌，咳逆已定。元丰间[②]，予为鄜延经略使，有幕官张平序，病伤寒已困。一日官属会饮，通判延州陈平裕忽言："张平序已属纩，求往见之。"予问："何遽至此？"云："咳逆甚，气已不属。"予忽记灸法，试令灸之，未食顷，中裕复来，喜笑曰："一灸遂瘥。"其法：乳下一指许，正与乳相直，骨间陷中，妇人即屈乳头度之，乳头齐处是穴。艾炷如小豆许，灸三壮。男灸左，女灸右。只一处，火到肌即瘥。若不瘥，则多不救矣。

羌活散

止咳逆。出《灵苑》。

① 嚼：程本作"汤"。
② 间：原脱，今据程本补。

羌活　附子炮　茴香微炒，各半两　木香　干姜炮，各枣许

上每服二钱，水一盏，盐一捻，煎一二十沸，带热服，一服止。

无名方 4

治肺喘。

蒲颓叶，微似海棠叶，尤柔厚，背白似熟羊皮，经冬不凋。花正如丁香，蒂极细，如丝，倒悬之，风吹则摇摇然。冬末生花，至春乃敷。实一如山茱萸，味酸可啖，与麦齐熟。其木甚大。吴人名半含春[①]，江南名棠，京师名曰纸钱棠球，襄汉名黄婆奶。

上一物为末，每服二钱，水煎，或温水调下，发时服。有人患喘三十年者，服之皆愈。疾甚者，服后胸上生小瘾疹痒者，其疾即瘥。一方用人参等份[②]服。

朱砂膏

镇志安神，解热及损，嗽血等疾。

朱砂一两，别研细　金末一分，用箔子研　牛黄　麝香　生脑子　硼砂各半两　生犀　玳瑁　真珠末各一两，蚌末不可用　琥珀别研　羚羊角各半两　苏合香用油和药亦可　铁液粉各一分　安息

① 半含春：原作“半含”，程本亦同。但蒲颓叶别名“半含春”，故校注者补之。

② 份：原脱，今据程本补。

香半两，酒蒸，去沙石，别研入药　新罗[1]人参一两　远志去心　茯苓各半两　甘草一两，微炙，参以下四味同捣

上都为细末，拌和，炼蜜，破苏合油，剂诸药为小锭子，更以金箔裹，瓷器内密封。每用一皂子大，食后含化。卫尉业丞[2]得效，并阿胶丸相杂服。此治血安神，更胜至宝丹。

蕊珠丹

镇心空膈，去八邪气，及妇人血攻寒热等疾，但惊忧成疾，皆主之。

辰砂一两一分，凤尾草一握，水研汁，煮砂一分，更水洗，干，研　桃仁一[3]十九枚，生　附子一分半，纸裹煨　安息香一分，蜜一分，酒少许，煮煎成膏　麝香二钱　阿魏薄切，微焙　木香各半两　牛黄一分

上丸[4]如豆大，五七[5]至十丸，妇人桃心醋汤下，丈夫桃心盐汤下。简侍郎之妻，因悲忧，病腹中有两块如拳，每相冲击则闷绝，坚不可破岁余，服此药[6]，两块皆失所在。

至宝丹出《灵苑》

本池州医郑感，庆历中，为予处此方，以屡效，遂编入

---

① 新罗：程本无此二字。

② 卫尉业丞：原作“卫尉□丞”，今据程本补。

③ 一：程本作“四”。

④ 丸：原脱，今据程本补。

⑤ 七：程本作“丸”。

⑥ 药：原作“茎”，今据程本改。

《灵苑》。

生乌犀　生玳瑁　琥珀　朱砂　雄黄各一两　牛黄一分　龙脑一分　麝香一分　安息香一两半，酒浸，重汤煮令化，滤去滓，约取一两净　金箔五十片[①]

上丸如皂角子大，人参汤下一丸，小儿量减。旧说主疾甚多，大[②]体专疗心热血凝，心胆虚弱，喜惊多涎，眠中惊魇，小儿惊热，女子忧劳，血滞血厥，产后心虚，怔忪尤效。血病，生姜、小便化下。

四神散

治血气心腹痛。出《灵苑》。

当归　芍药　川芎各一两[③]　干姜半两，炮

上每服二钱，暖酒调下。予每作以疗妇人气痛，常以一服瘥。

半夏汤

治急下涎。

齐州半夏七枚，炮裂，四破之　皂角去皮，炙，寸半　甘草一寸　生姜两指大

上同以水一碗，煮去半，顿服。沈兴宗待制，常病痰喘，

---

① 五十片：原作"各五十片"，程本亦同。但此处只有金箔一味药，"各"字疑衍文，故删去。

② 大：原作"右"，今据程本改。

③ 各一两：原脱，今据程本补。

不能卧，人扶而坐，数日矣。客有见之者曰："我曾如此，得药一服瘥。以千缗酬之，谓之千缗汤。可试为之。"兴宗得汤，一啜而愈。

白雪丸

治痰壅胸膈，嘈逆，及头目昏眩，困倦，头目胀痛。

天南星炮　乌头炮，去皮　白附子生　半夏洗，各一两　滑石研　石膏　龙脑　麝香研，各一分

上稀面糊为丸，极稀为妙，如绿豆大，每服三十丸，姜腊茶或薄荷茶下。予每遇头目昏困，精神懵冒，胸中痰逆，愦愦如中酒，则服此药，良久间，如搴去重裘，豁然清爽，顿觉夷畅。食后服为佳。

龙胆丸

解暴热，化痰凉膈，清头目。

草龙胆　白矾煅，四两[①]　天南星　半夏各二两半，水浸，切作片，用浆水、雪水各[②]半，同煮三五沸，焙干，取各秤二两[③]

上为末，面糊为丸，梧桐子大，每服三十丸，腊茶清下，食后临卧服。面糊须极稀，如浓浆可也。应痰壅膈热，头目昏重，服之顿清。岭南瘴毒，才觉意思昏闷，速服便解。咽喉肿痛，口舌生疮，凡上壅热涎诸证，悉可服。小儿尤良。

① 四：程本亦同。但草龙胆无剂量，疑此处脱"各"字，应为"各四两"。
② 各：原作"中"，今据程本改。
③ 取各秤二两：程本无此五字。

卷第六

养生秘诀　神仙补益　谷子煎法
炼秋石法丹砂龙虎诀附

问养生

余问养生于吴子，得二言焉：曰和，曰安。何谓和？曰：子不见天地之为寒暑乎？寒暑之极，至为折胶流金，而物不以为病，其变者微也。寒暑之变，昼与日俱逝，夜与月并驰。俯仰之间屡变，而人不知者，微之至，和之极也。使此二极者相寻而狎至，则人之死久矣。何谓安？曰：吾尝自牢山浮海达于淮，遇大风焉，舟中之人，如附于桔槔而与之上下，如蹈车轮而行，反逆眩乱不可止。而吾饮食起居如他日，吾非有异术也，惟莫与之争，而听其所为。顾凡病我者，举非物也。食中有蛆，人之见者必呕也。其不见而食者，未尝呕也。请察其所从生。论八珍者必咽，言粪秽者必唾，二者未尝与我接也，唾与咽是[1]从生哉？果生于我乎？知其生于我也，则虽与之接而不变，

① 是：程本作“何”。

安之至也。安则物之感我者轻，和则我之应物者顺。外轻内顺，而生理备矣。吴子，古之静者也，其观于物也审矣。是以私识其言，而时省观焉！

论修养寄子由

任性逍遥，随缘放旷，但尽凡心，别无胜解。以我观之，凡心尽处，胜解卓然。但此胜解，不属有无，不通言话，故祖师教人，到此便住。如眼翳尽，眼自有明，医师只有除翳药，何曾有求明药？明若可求，即还是翳。固不可翳中求明，即不可言翳外无明。夫世之昧者，便将颓然无知，认作佛地。若此是佛，猫儿狗儿得饱熟睡，腹摇鼻息，与土木同，当恁么时，可谓无一毫思念[1]，岂谓猫儿狗儿已入佛地？故凡学者，当观妄除爱，自粗及细，念念不忘，会作一日，得无所除。弟所教我者，是如此否？因见二偈警策。孔君不觉耸然，更以问之。书至此，墙外有悍妇与夫相殴骂，声飞灰火，如猪嘶狗嗥。因念他一点圆明，正在猪嘶狗嗥里面。譬若江河鉴物之性，长在飞砂走石之中，寻常静中推求，常患不见，今日闹里捉得些子，如何？元丰六年。

养生说

已饥先食，未饱先止。散步逍遥，务令腹空。每腹空时，即便入定。不拘昼夜，坐卧自便。惟在摄身，使如木偶。常自

① 可谓无一毫思念：原作“□谓无一□思念”，今据程本补。

念言:“我今此身，若少动摇，如毛发许，便堕地狱，如商君法，如孙武令，事在必行，有死无犯。”又用佛语及老君语。视鼻端，自数出入息，绵绵若存，用之不勤。数至数百，此心寂然，此身兀然，与虚空等，不烦禁制，自然不动。数至数千，或不能数，则有一法，其名曰随，与息俱出，复与俱入，随之不已，一息自住，不出不入。或觉此息，从毛窍中，八万四千，云蒸雾散，无始已来，诸病自除，诸障自灭，自然明悟。譬如盲人，忽然有眼，此时何用求人指路。是故老人言尽如此。

续养生论

郑子产曰：火，烈者，人望而畏之；水，弱者，人狎而玩之。翼奉论六情十二律，其论水火也，曰：北方之情好也，好行贪狼；南方之情恶也，恶行廉正。廉正故为君子，贪狼故为小人。予参二人之学，而为之说，曰：火烈而水弱，烈生正，弱生邪。火为心，水为肾，故五脏之性，心正而肾邪。肾无不邪者，虽上智之肾亦邪。然上智常不淫者，心之官正，而肾听命也。心无不正者，虽下愚之心亦正。然下愚常淫者，心不官，而肾为政也。知此，则知铅汞龙虎之说矣。何谓铅？凡气之谓铅，或趋或蹶，或呼或吸，或执或击。凡动物者皆铅。肺实出纳之，肺为金，为白虎，故曰铅，又曰虎。何为汞？凡水皆为汞，唾涕脓血，精汗便利，凡湿者皆汞也。肝实宿藏之。肝[1]为木，为青龙，故曰汞，又曰龙。古之真人论内丹曰：五行颠倒术，龙从火内出。五行不顺行，虎向水中生。世未有知其说

① 肝：原作“腑”，今据程本改。

者也。方五行之顺行也，则龙出于水，虎出于火，皆死之道也。心不官而肾为政，声色外诱，淫邪内发，壬癸之英，下流为人，或为腐坏，是汞龙之出于水也。喜怒哀乐，皆出于心者也，喜则攫挐随之，怒则殴击随之，哀则擗踊随之，乐则抃舞随之。心动于内，而气应于外，是铅虎之出于火者也。汞龙之出于水，铅虎之出于火，有能出于火，有能出于水而复返者乎？故曰皆死之道也。真人教之以逆行，龙从火出，虎从水生也。其说若何？孔子曰：思无邪。凡有思，皆邪也，而无思，则土木也。孰能使有思而非邪，无思而非土木乎？盖必有无思之思焉。夫无思之思，端正庄栗，如临君师，未尝一念放逸。然卒无所思，如龟毛兔角，非作故无，本性无故，是之谓戒[①]。戒生定，定则出入息自住。出入息住，则心火不复炎。在易为离，离，丽也，必有所丽，未尝独立，而汞其妃也。既不炎上，则从其妃矣。水火合，则壬癸之英上流于脑，而溢于玄英。若鼻液而不咸，非肾出故也，此汞龙之自火出者也。长生之药，内丹之萌，无过此者矣。阴阳之始交，天一为水。凡人之始造形皆水也，故五行一曰水；从暖气而后生，故二曰火；生而后有骨，故三曰木；骨生而日坚，凡物之坚壮者，皆金气也，故四曰金；骨坚而后生肉焉，土为肉，故五曰土。人之在母也，母呼亦呼，母吸亦吸，口鼻皆闭，而以脐达，故脐者，生之根也。汞龙之出于火，流于脑，溢于玄英，必归于根。心火不炎上，必从其妃，是火常在根也。故壬癸之英，得火而日坚，达于四肢，浃于肌肤而日壮。究其极，则金刚之体也，此铅虎之自水出者也。龙虎生而内丹成矣。故曰：顺行则为人，逆行则为道，道则未

① 是之谓戒：程本作“是谓之戒”。

也[1]，亦可为长生不死之术矣。

书养生论后

东坡居士，桑榆之末景，忧患之余生，而后学道。虽为达者所笑，然犹贤乎已也。以嵇叔夜《养生论》，颇中予病，故手写数本，其一以赠罗浮郑师。

养生偈

闲邪存诚，炼气养精。一存一明，一炼一清。清明乃极，丹元乃生。坎离乃交，梨枣乃成。中夜危坐，服此四药。一药一至，到[2]极则处，几费千息。闲之廓然，存之卓然，养之郁然，炼之赫然。守之以一，成之以久。功在一日，何迟之有？

《易》曰：闲邪存其诚。详味此字，知邪中有诚，无非邪者，闲亦邪也。至于无所闲，乃见其诚者，幻灭灭故，非幻不灭。

养生说

吴子野云：芡实，盖温平耳，本不能大益人，然俗谓水硫黄，何也？人之食芡也，必枚啮而细嚼之，未有多嘬而亟咽[3]者也。舌颊唇齿，终日嗫嚅，而芡无五味，腴而不腻，是以致玉池之水。故食芡者，能使人华液流通，转相摄注，积其力，

---

① 道则末也：原作“道则□也”，今据程本补。

② 到：程本为“则”。

③ 而亟咽：原作“而□咽”，今据程本补。

虽过乳石可也。以此知人能澹食而徐饱者，当有大益。吾在黄冈中，见牧羊者，必驱之瘠土，云：草短而有味，羊得细嚼，则肥而无疾。羊犹尔，况人乎[①]？

养生之方，以胎息为本，此固不刊之语，更无可议。但以气若不闭，任其出入，则渺绵滉漭，无卓然近效。待其兀然自住，恐终无此期。若闭而留之，不过三十五息，奔突而出。虽有微暖养下丹田，此一溉于汤，决非度世之术。近日深思，似有所得。盖因看孙真人《养生门》中"调气第五篇"，反覆寻究，恐是如此。其略曰：和神气之道，当得密室，闭户安床暖席，枕高二寸半，正身僵卧，瞑目，闭气于胸膈间，以鸿毛着鼻，止而不动，经三百息，耳无所闻，目无所见，心无所思，则寒暑不能侵，蜂虿不能毒，寿三百六十岁。此邻于真人也。此一段要诀，弟且静心细意，字字研究看。既云闭气于胸膈，恐是不闭鼻中气，只以意坚守此气于胸膈中，令出入息，似动不动，氤氲缥缈，如香炉盖上烟，汤瓶嘴中气，自在出入，无呼吸之者，则鸿毛可以不动。若心不起念，虽过三百息可也。仍须一切依此本诀，卧而为之，仍须直以鸿毛粘着鼻端，以意守气于胸中，遇欲吸时，不免微吸，及其呼时，虽不得呼，但任其氤氲缥缈，微微自出尽，气平，则又微吸。如此出入元不断，而鸿毛自不动，动亦极微。觉其微动，则又加意制[②]勒之，以不动为度。虽云制勒[③]，然终不闭。至数百息，出者少，不出者多，则内守充盛，血脉通流，上下相灌输，而生理备矣。兄悟此玄意，甚以为奇，恐是夜夜烧香，神启其心，自悟自证。适值痔

① 况人乎：程本其后有"食芡法"三小字。

② 制：原作"则"，今据程本改。

③ 虽云制勒：原作"虽□□勒"，今据程本补。

疾及热甚，未能力行，亦时时小试，觉其理不谬。更候疾平天凉，稍稍置力。续见效，当报弟，不可谓出意杜撰而轻之也[①]。

《抱朴子》云：古人藏丹砂井中，而饮者犹获上寿。今但悬望大丹，丹既不可望，又学烧，而药物火候，皆未必真，纵使烧成，又畏火毒而未能服，何不趁此且服生丹砂，意谓过百日者，力亦不慢。草药是覆盆子，亦神仙所饵，百日熬炼，草石之气，亦相乳入[②]。每日五更，以井花水服三丸。服罢，以意送至下丹田，心火温养。久之，意谓必有丝毫留者，积三百余服，恐必有刀圭留丹田。致一之道，初若眇昧，久乃有不可量者。况老夫别无见解，直欲以拙守而致神仙。此大可笑，亦可取也[③]。

吾虽了了，见此理，而资躁褊，害之者众，恐未便成。子由端静淳淑，使少加意。当先我得道，尔必却度我，故书此纸，为异日信，非虚语也。绍圣二年。

上张安道养生诀

某近年颇留意养生，读书，延问方士多矣。其法百数，择其简而易行者，间或行之，辍有其验。今此闲放，益究其妙，乃知神仙长生，非虚语尔。其效初不甚觉，但积累百余日，功用不可量。比之服药，其效百倍。久欲献之左右，其妙处，非言语文字所能形容，然亦可道其大略。若信而行之，必有大益，其诀具下。

---

① 不可谓出意杜撰而轻之也：程本其后有“胎息法”三小字。

② 亦相乳入：原作“亦相□入”，今据程本补。

③ 亦可取也：程本其后有“藏丹砂法”三小字。

每日以子时后，三更三四点至五更以来皆可。披衣坐，只床上拥被坐亦得。面东或南，盘足坐，叩齿三十六通，握固，以两拇指掐第二指手纹，或以四指都握拇指，两手拄腰腹间。闭息，闭息敢是道家要妙，先须闭目静虑，扫灭妄想，使心源湛然，诸念不起[1]，自觉出入息调匀，微细，即闭口并鼻，不令气出也。内视五脏，肺白、肝青、脾黄、心赤、肾黑，当便求[2]五脏图[3]、烟罗子之类，常挂壁上，便中心熟议[4]五脏六腑之形状。次想心为炎火，光明洞彻，入下丹田中，丹田在脐下。待腹满气极，则徐出气，不得令耳闻声。候出息匀调，即以舌搅唇齿内外，漱炼津液。若有鼻涕，亦须漱炼，不嫌其咸，漱炼良久，自然甘美，此是真气。未得咽下[5]，复依前法。闭息内观，纳心丹田，调息漱津，皆依前法。如此者三，津液满口，即低头咽下，以气送下丹田中，须用意精猛，令津与气谷谷然有声，径入丹田。又依前法为之，凡九闭息，三咽津而止。然后以左手热摩两脚心，此涌泉穴，上彻顶门[6]，气诀之妙。及脐下，腰脊间，皆令热彻。徐徐摩之，微汗出不妨，不可喘。次以两手，摩熨眼面耳顶[7]，皆令极热，仍按捏鼻梁左右五七下，梳头百余梳，散发卧，熟寝至明。上其法至简易，惟在常久不废，即有深功，且试行二十日，精神自已不同，觉脐下实热，腰脚轻快，面目有光，久久不已，去仙不远。常当习闭息，使渐能持久，以脉候之，五至为一息。某近来闭得渐久，每一闭，百二十至而开，

① 诸念不起：原作“诸念□□”，今据程本补。
② 当便求：原作“当□求”，今据程本补。
③ 五脏图：原作“五脏□”，今据程本补。
④ 便中心熟议：原作“□中心熟□”，今据程本补。
⑤ 未得咽下：原作“未得□□”，今据程本补。
⑥ 顶门：原作“□门”，今据程本补。
⑦ 顶：程本作“项”。

盖已闭得二十余息也。又不可强闭多时，使气错乱，奔突而出，反为害也。慎之慎之！又须常节晚食，令腹中宽虚，气得回转。昼日无事，亦时时闭目内观，漱炼津液咽之，摩熨耳目，以助真气，但清静专一，即易见功矣。神仙至术，有不可学者三：一急躁，二阴险，三贪欲。公雅量清德，无此三疾，窃[①]谓可学，故献其区区，若笃信力行，他日相见，复陈其妙者。方书口诀，多奇词隐语，卒不见下手门路。今直指精要，可谓至言不烦，长生之根本也。幸深加宝秘，勿使浅妄者窥见，以泄至道为祝。

神仙[②]补益

王倪丹砂，无所不主。尤补心，益精[③]血，愈痰疾，壮筋骨，久服不死。王倪者，丞相遵十二代孙。文明九年，为沧州无棣令。有桑门善相人，知死期，无不验。见倪曰："公死明年正月乙卯。"倪以为妄，囚之。又使验邑人之言死者数辈，皆信。倪乃出桑门，礼谢之。日为死计，忽有人，不言姓名，谓倪曰："知公忧死，我有药，可以不死，公能从我授乎？"倪再拜称幸，乃出炼丹砂法饵之。过明年正月，乃复召桑门视之。桑门骇曰："公必遇神药，面有异色，且不死。"开元元年，倪妻之弟亦遇异人，授以杏丹法，曰："吾闻王倪能炼丹砂，愿以此易之。"以杏丹赐其子弁，而倪与授杏丹者，后皆仙去。刺史李休光表闻，赐其第为道观。开元十二年，上东封泰山，拜弁左散

① 窃：原作"切"，今据程本改。
② 仙：原作"倦"，据原书目录改。
③ 精：程本作"心"。

骑常侍，隐遁不知所终，此旧传也。

光明辰砂二十八两　甘草二大两　远志二大两，去心秤　槟榔二大两　诃黎勒皮二大两　紫桂肉八大两，桂一半留蒸丹砂时拍碎用，覆藉

上甘草等四味，剉碎，以二大斗釜，用细布囊盛丹砂，悬于釜中，着水和药，炭火煮之。第一日兼夜用阴火，水纹动；第二日兼夜用阳火，鱼眼沸；第三日兼夜用木火，动花洣沸；第四日兼夜用火火，汩汩沸；第五日兼夜用土火，微微沸；第六日兼夜用金火，沸乍缓乍急；第七日兼夜用水火，缓调调沸。先[①]期泥二釜，常暖水，用添煮药釜，水涸即添暖水，常令不减二斗。七日满即出丹砂，于银合中蒸，其合中先布桂肉一两，拍碎，即匀布丹砂，又以余桂一两覆之，即下合，置甑中，先布糯米，厚三寸，乃置合，又以糯米拥盖上，亦令上米厚三寸许，桑薪火蒸之，每五日换米、换桂。其甑蔽可用莞竹子为之，不尔，蒸久甑堕下釜中也。甑下侧开一小孔子，常暖水，用小竹子注添釜中，勿令水减。第一五日兼夜[②]用春火，如常炊饭；第二五日兼夜用夏火，猛于炊饭；第三五日兼夜用秋火，似炊饭，乍缓乍急；四五日兼夜用冬火，火缓于炊饭。依五行相生，用文武火助之。药成，即出丹砂，以玉硾力士钵中研之，当不碜，如粉似面，可服之。以谷子煎丸，如梧桐子大。每日食上服一丸，每日三食服三丸，非顿服三丸。炼成丹砂二十两为一月[③]剂，二年服尽后，每十年即炼服三两，仍取正月一日起，

① 先：原作“光”，今据程本改。

② 兼夜：此二字原在如常“炊饭”后，今据下文改。

③ 月：程本为“大”。

服三月[①]便尽。既须每十年二两，不可旋合，当宜顿炼，取一剂藏贮，随时服之。其辰砂须是上等。

谷子煎法

取赤谷子，熟时绞汁，煎如稠饧，可用和丹砂。如无谷子，谷皮亦得。凡服丹砂，忌一切鱼、肉、尘宿、生、冷、蒜，尤忌生血物，及见血秽。江阴葛侍郎，中年病足，几废，久治不瘥，得此服遂愈，而轻健过于少时，年八十余，饮啖视听不衰，宝此方，未尝传人。予治平中，感足疾，万端求得之，然游宦竟今未曾得为之。又太医孙用和，亦尝得此方。仁宗时[②]表献之。其大概虽相似，然甚粗略，非真方也。

书辟谷说

洛下有洞穴，深不可测。有人堕其中，不能出，饥甚，见龟蛇无数，每旦辄引首东望，吸初日光咽之。其人亦随所向，效之不已，遂不复饥，身轻力强，后卒还家，不食，不知其所终。此晋武帝时事。辟谷之法以百数，此为上，妙法止于此。能复玉泉，使铅汞具体，去仙不远矣。此法甚易知易行，天下莫不能知，知者莫能行，何则？虚一而静者，世无有也。元符二年，担耳米贵，吾方有绝粮之忧，欲与过子共行此法，故书以授之。四月十九日记。

---

① 三月：原作“一”，今据程本改。

② 时：原作“特”，今据程本改。

阳丹诀

冬至后，斋居，常吸鼻液，漱炼令甘，乃咽下丹田。以三十瓷器皆有盖，溺其中已，随手盖之，书识其上，自一至三十，置净室，选谨朴者守之。满三十日开视，其上当结细砂，如浮蚁状，或黄或赤。密绢帕滤，取新汲水，净淘澄无数，以秽气尽为度，净瓷瓶合贮之。夏至后，取细研枣肉，丸如梧桐子大，空心，酒吞下，不限丸数，三五日后取尽。夏至后，仍依前法采取，却候冬至后服。此名阳丹阴炼。须清净绝欲，若不绝欲，其[①]砂不结。

阴丹诀

取首生男子之乳，父母皆无疾恙者，养其子，善饮食之。日取其乳一升，只半升以来亦可。以朱砂银作鼎与匙，如无朱砂银，山泽银亦得。慢火熬炼，不住手搅，如淡金色可丸，即丸如梧桐子大，空心，酒吞下，亦不限丸数。此名阴丹阳炼。世人亦知服秋石，然皆非清净所结。又此阳物也，须复经火，经火之余，皆其糟粕，与烧盐无异也。世人亦知服乳，阴物不经火炼，则冷滑而漏精气也。此阳丹阴炼，阴丹阳炼，盖道士灵智妙用，沉机捷法，非其人不可轻泄。慎之！

---

① 其：程本作“真”。

秋石方

凡世之炼秋石者，但得火炼一法而已。此药须兼用阴阳二石，方为至法。今具二法于后。

凡火炼秋石，阳中之阴，故得火而凝，入水则释然消散，归于无体，盖质去但有味在，此离中之虚也。水炼秋石，阴中之阳，故得水而凝，遇暴润，千岁不变，味去而质留，此坎中之实。二物皆出于心肾二脏，而流于小肠，水火二脏，腾蛇玄武正气，外假天地之水火，凝而为体。服之还补太阳、相火二脏，上为养命之本。具方如后。

阴炼法

小便三五石，夏月虽腐败亦堪用，置大盆中，以新水一半以上相和，旋转搅数百匝，放令澄清，辟去清者，留浊脚，又以新水同搅，水多为妙。又澄去清者，直候无臭气，澄下秋石如粉即止，暴干，刮下，如腻粉光白，粲然可爱，都无气臭味为度，再研，以乳男子乳，和如膏，烈日中曝干。如此九度，须拣好日色乃和，盖假太阳真气也。第九度即丸之，如梧桐子大，曝干，每服三十丸，温酒吞下。

阳炼法

小便不计多少，大约两桶为一担，先以清水挼好皂角浓汁，以布绞去滓，每小便一担桶，入皂角汁一盏，用竹篦急搅，令转百千遭乃止，直候小便澄清，白浊者皆碇底，乃徐徐辟去清者不用，只取浊脚，并作一满桶，又用竹篦子搅百余匝，更候澄清，又辟去清者不用。十数担，不过取得浓脚一二斗。其小便，须是先以布滤过，勿令有滓。取得浓汁，入净锅中熬干，刮下，捣碎，再入锅，以清汤煮化，乃于筲箕内，丁淋[①]下清汁，再入锅熬干，又用汤煮化，再依前法丁淋。如熬干，色未洁白，更准前丁淋，直候色如霜雪即止。乃入固济砂盒内，歇口火煅成汁，倾出，如药未成窝[②]，更煅一两度，候莹白五色即止。细研，入砂盒内固济，顶火四两，养七昼夜，久养火尤善。再研。每服二钱，空心，温酒下。或用枣肉为丸，如梧桐子大，每服三十丸亦得，空心服阳炼，日午服阴炼，各一[③]服。广南有一道人，惟与人炼秋石为业，谓之还元丹。先大夫曾得瘦疾，且嗽，凡九年，万方不效，服此而愈。郎侍郎简师南海，其室病久，夜梦神人告之曰："有沈殿中，携一道人，能合丹，可愈汝疾，宜求服之。"空中掷下数十粒，曰："此道人丹也。"及旦，卧席上得药十余粒，

正如梦中所见。及先大夫到番禺，郎首问此丹，先大夫乃出丹示之，与梦中所得不异，妻服之即愈。又予族子尝病颠眩，腹鼓，久之渐加喘满，凡三年，垂困，亦服此而愈。皆只是火炼者。时予守宣城，亦大病逾年，族子急以书劝予服此丹，云："实再生人也。"予方合炼。适有一道人，又传阴炼法。二法相兼，其药能动人骨髓，无所不至，极秘其术，久之方许传。依法服之，又验。此药不但治疾，可以常服，有功无毒。予始得之甚艰，

① 丁淋：原作"□淋"，今据程本补。下同。
② 未成窝：原作"玉成埚"，今据程本改。
③ 各一服：程本作"夜半服"。

意在救济人，理不当秘。火炼秋石，人皆能之。煎炼时，须大作炉鼎，煎炼数日，臭达四邻。此法极省力，只一小锅便可炼，体如金石，永不暴润，与常法功力不侔。久疾人只数服便效[①]。予偶[②]得之，极为神妙。

金丹诀

用物之精，取物之华。集我丹田，我丹所家。我丹伊何？铅汞丹砂。客主相守，如巢养鸦。种以戊已，耕以赤蛇。养以丙丁，灌以河车。乃根乃株，乃蕊乃花。昼炼于火，赫然彤霞。夜浴于水，皓然素葩。金丹自成，曰思无邪。

龙虎铅汞说

人之所以生死，未有不自坎离者。坎离交则生，分则死，必然之道也。离为心，坎为肾。心之所然，未有不正，虽桀跖亦然。其所以为桀跖者，以内轻而外重，故常行其所不然者尔。肾强而溢，则有欲念，虽尧颜亦然。其所以为尧颜者，以内重而外轻，故常行其所然者尔。由此观之，心之性，法而正。肾之性，淫而邪。水火之德，固如是也。子产曰：火烈，人望而畏之。水弱，人狎而玩之。达者未有不知此者也。龙者，汞也，精也，血也，出于肾而肝藏之，坎之物也。虎者，铅也，气也，力也，出于心而肺主之，离之物也。心动则气随之而作，肾溢则精血随之而流。如火之有烟焰，未有复反于薪者也。世之不

① 便效：原作"始效"，文义不通，今据程本改。

② 偶：原模糊不清，今据程本补。

学道者，其龙常出于水，故龙飞而汞轻。其虎出于火，故虎走而铅枯。此生人之常理也。顺此者死，逆此者仙。故真人之言曰：顺行则为人，逆行则为道。又曰：五行颠倒术，龙从火里出。五行不顺行，虎向水中生。

有隐者教予曰：人能正坐，瞑目，调息，握固，心定，微息则徐闭之。达摩胎息法亦须闭，若此佛经待其自止，恐卒不能到也。虽无所念，而卓然精明，毅然刚烈，如火之不可犯。息极则小通之，微则复闭之。方其通时，亦须一息一息归之下丹田。为之惟数，以多为贤，以久为功。不过十日，则丹田温而水上行，愈久愈温，几至如烹，上行水翕[①]然，如云蒸于泥丸。盖离者，丽也。着物而见，火之性也。吾目引于色，耳引于声，口引于味，鼻引于香，火辄随而丽之。今吾寂然无所引于外，火无所丽，则将安往？水者，其所妃也，势必从之。坎者，陷也。物至则受，水之性也，而况其配乎？水火合，则火不炎而水自上，则所谓龙从火里出也。龙出于火，则龙不飞而汞不干。旬日之外，脑满而腰足轻。方闭息时，常卷舌而上，以舐悬雍，虽不能而意到焉，久则能也。如是不已，则汞下入口。方调息时，则漱而烹之，须满口而后咽。若未满，且留口中，俟后次也，仍以空气送至丹田，常以意养之，久则化而为铅，此所谓虎向水中生也。

此论奇而通，妙而简，决为可信者。然吾有大患，平生发此志愿百十回矣，皆缪悠无成。意此道非捐躯以赴之，刳心以受之，尽命以守之，不能成也。吾今年已六十，名位破败，兄弟隔绝，父子离散，身居蛮夷，北归无日，区区世味，亦可知

① 翕：原作“羽”，今据程本改。

矣。若复缪悠于此，真不如人矣。故数日来，别发誓愿，譬如古人，避难穷山，或使绝域，啮草啖雪，彼何人哉！已令造一禅榻，两大案，明窗之下，即专欲治此，并已作干蒸饼百枚，自二月一日为首，尽绝人事，饥则食此饼，不饮汤水，不啖他物，细嚼以致津液，或饮少酒而已。午后略睡，一更卧，三更乃起，坐以达旦，有日采日，有月采月，余时非数息炼阴，则行今所谓龙虎诀耳。如此百日，或有所成。不读书，不看经，且一时束起，以待异日，不游山水，除见道人外，不接客，不会饮，皆无益也。深恐易流之性，不能终践此言，故先作书以报。庶几他日有惭于弟，而不敢变也。此事大难，不知其果然能不惭否。此书既以自坚，又欲以发弟也。养舌以舐悬雍，近得此法，初甚秘惜，云：此禅家所得，向上一路，千金不传。人之所见如此，虽可笑，然极有验也。但行之数日间，舌下筋微急痛，当以渐驯致。若舌尖果及悬雍，则致华池之水，莫捷于此也。又言，此法名洪炉上一点雪。宜秘之。

记丹砂

尔朱道士，晚客于眉山，故蜀人多记其事。自言受记于师，云："汝后遇白石浮，当飞仙去。"尔朱虽以此语人，亦莫识所谓。后去眉山，乃客于涪州。爱其所产丹砂，虽琐细，面皆矢镞状，莹彻不杂土石，故[1]止炼丹数年，竟于涪之白石县仙去，乃知师所言不谬。吾闻长老道其事多，然不记其名字，可恨也。《本草》言：丹砂出符陵谷。陶隐居云：符陵是涪州，今无复采

---

① 故：原作"虽"，今据程本改。

者。吾闻熟涪者云，采药者时复得之，但时方贵辰锦砂，故此不堪采耳。读《本草》偶记之。

记松丹砂

祥符东封，有扈驾军士，昼卧东岳真君观古松下，见松根去地尺余，有补塞处，偶以所执兵攻刺之，塞者动，有物如流火，自塞下出，遥走入地中。军士以语观中人，有老道士拊膺曰："吾藏丹砂于是三十年矣，方卜日取之。"因掘地数丈不复见，道士怅恨成疾，竟死。其法：用朱砂精良者，凿大松腹，以松气炼之，自然成丹。吾老矣，不暇为此，当以山泽银①为鼎，有盖，择砂之良者二斤，以松根②明节悬胎煮③之，傍置沙瓶，煎水以补耗，满百日，取砂，玉磓研七日，投熟蜜中，通油磁瓶盛，日以银匕取少许，醇酒搅汤饮之，当有益也。

① 银：原模糊不清，今据程本补。

② 松根：原作"根松"，今据程本改。

③ 煮：原作"者"，今据程本改。

卷第七

治目口齿乌髭附　头痛鼻衄　吐逆翻胃

治眼齿

前日与欧阳叔弼、晁无咎、张文潜，同在戒坛。余病目昏，数[1]以热水洗之。文潜曰："目忌点洗。目有病，当存之。齿有病，当劳之，不可同也。治目当如治民，治齿当如治军。治民当如曹参之治齐，治军当如商鞅之治秦。"颇有理，当追录之。

治内瘴眼

《本草》云：熟地黄、麦门冬、车前子相得，治久患内瘴眼有效。屡试之，信然。其法：细捣，罗，蜜丸，如梧桐子大，每服，温酒、熟水任下。然三药皆润，难捣，旋焙旋捣，和合异常甘香，真奇药也。

---

① 数：原作"所"，今据程本改。

还睛神明酒

黄连[1] 石决明 草决明 生姜 石膏 蕤仁 黄硝石 山茱萸 当归 黄芩 沙参 车前子 淡竹叶 朴硝 甘草 芍药 柏子仁 川乌头 泽泻 桂心 荠子 地肤子 桃仁去皮尖、双仁者 防风 辛夷 人参 川芎 白芷 细辛 瞿麦以上各三两 龙脑三钱 丁香半两 珠子生，二十五颗[2]

上㕮咀，绢囊盛，用好酒五斗，瓮中浸之，春秋十四日，夏七日，冬二十一日，食后服半合，勿使醉吐，稍稍增之，百日后，目明如旧。忌热面、鲊、葵、秽臭、五辛，鸡、鱼、猪、马、驴肉，生冷粘滑，入房，恚怒，大忧愁，大劳，大寒热，悉慎之。惟不疗枯睛损破者，但白睛不枯损，服此药更生瞳子，平复如故。出《五符》。汉司空仓元明，两目盲，经十五年，两瞳子俱损，翳如云，赤白肤如乳头，服此酒未满百日，两目还得清净，夜任[3]针，胜如未患眼时十倍。晋大夫于公失明，经二十余年，不辨明夜，两目俱损，无瞳子，时年七十，服此酒百日，万病除，两目明，见物益明。表亲有病目者，服此酒十余日，翳皆消尽。

治诸目疾

上盛热汤满器，铜器尤佳，以手掬熨眼，眼紧闭勿开，亦

---

① 黄连：程本其后有“五两”二小字。

② 珠子生，二十五颗：程本其后有“秦皮三两”四字。

③ 任：原脱，今据程本补。

勿以手揉眼，但掬汤沃，汤冷即已。若有疾，一日可三四为之，无疾，一日两次，沃令眼明，此最治赤眼，及睑[①]眦痒。予自十八岁因夜书小字，病目楚痛，凡三十年，用此医[②]法，遂永瘥。枢密邵兴宗，目昏，用此法，逾年后，遂能灯下观细字。大率血得温则荣，目[③]全要血养。若冲风冒冷，归即沃之，极有益于目。

点眼熊胆膏

古钱二十一枚，完用　菊花一两　黄连　郁金　黄柏各二两，以上菊花揉碎，黄连以下三物细剉，用水二升，银石器中慢火熬至一升，新布滤去滓，入后药　铅丹　玄精石　井泉石　龙骨　不灰木　芜荑去皮　蕤仁去壳　代赭各半两　滑石　乌鲗鱼骨去坚处，各一两，以上细研成膏粉，入蜜六两，并前药汁和匀，银器内重汤煮六时辰，再以新绵绞，滤去渣，入后药　硼砂　麒麟竭　没药　青盐　铜青各半两　川牙硝一两　乳香一分　麝香　龙脑　水银粉二钱　熊胆半个　雄雀粪七粒　硇砂一钱五分

上并细研，罗过，再研如面，入前膏内，再用重汤煮如稀饧，如要为丸，即更熬可丸，即丸如梧桐子大，每用一丸，水化，并以铜筋点两眦。此本舒州甘露山俨长老方，治目疾殊圣。久患瘀肉睑[④]烂诸疾，点此无不瘥者。暴目赤风痒，只点三两

① 睑：原作“脸”，今据程本改。
② 医：原作“药”，今据程本改。
③ 目：原作“释”，今据程本改。
④ 睑：原作“脸”，今据程本改。

次即瘥。有人瘀肉满眼[1]，用此亦消尽，清明如未病时。熬药须用银器，皆用上品药，洗濯拣择极细，方有效。

茼实散

《灵苑》治眼。

茼麻子，以柳木制硙子磨之，马尾筛筛过，取黄肉，其乌壳弃不用。每十两，可得四两精肉。非柳木硙不能去壳，碾为末，取豮猪肝，薄切，裹药中，令相着，乃缓火炙肝熟，为末，临卧，陈米饮调下二钱。一法：煎酽醋为丸，每服二十丸。一法：取茼实内囊，蒸一炊，暴干为末，或散，或蜜丸，温水下。予亲家女子，儿童时病翳，一目中五翳，病十五年，治之莫愈，医者皆以不可疗之。试用炙肝散，十许日一翳消，逾月消尽，目如为儿时。

狸鸠丸

治内瘴，青盲，翳晕，及时暂昏暗，一切眼疾。

花鸠一只，去毛、肠、嘴、足，炙熟　羊肝一具，炒　细辛　防风　肉桂　黄连　牡蛎　甘菊花　白蒺藜各五两　白茯苓　瞿麦各四两　羌活三两　蔓荆子二升，蒸三炊　蕤仁半升　决明二合

上炼蜜丸，如梧桐子大，每服二十至三十丸，空心，日午临卧，茶酒下。半月见效。忌房事、五辛、蒜、鸡、鱼、猪。楚医陈中立，双盲数年，服此，视物依旧。

① 眼：原作“胀”，今据程本改。

偏头痛方

裕陵传王荆公偏头痛方，云是禁中秘方。用生萝菔汁一蚬壳，仰卧注鼻中，左痛注右，右痛注左，或两鼻皆注亦可。数十年患，皆一注而愈。荆公与仆言，已愈数人。

头痛硫黄丸

硫黄二两，细研　硝石一两

上水丸，指头大，空心，腊茶嚼下。予中表兄，病头风二十余年，每发，头痛如破，数日不食，百方不能疗。医田滋见之曰：“老母病此数十年，得一药遂效。”就求得之十丸，日服一丸，十余日后，滋复来，云：“头痛平日食何物即发？”答云：“最苦饮酒、食鱼。”滋取鱼酒、令恣食，云：“服此药十枚，岂复有头痛耶？”如其言，食之竟不发，自此遂瘥。予与滋相识数岁，临别以此方见遗。陈州怀医有此药，丸如梧桐子大，每服十五丸，暑暍懵冒者，冰冷水服下，咽即豁然清爽。伤冷，以沸艾汤下。

胡芦巴散

治气攻头痛。

胡芦巴微炒　三棱剉，醋浸一宿，炒干，各一两　干姜一分，炮

上为末，每服二钱，温生姜汤，或酒调下。凡气攻头痛，一服即瘥。万法不愈，头痛如破者，服之即愈，尤利妇人。姻

家有病疟，瘥后头痛，号呼十余日，百方不效，用一服如失。小小头痛更捷。

治鼻衄方

取河阳石炭心，如无，只用光明者，为末，新水下，立止。又治鼻左衄，用绵塞右耳，右衄塞左耳，神应。予自曾用。

无名方 5

治鼻衄不可止，欲绝者。

用[①]茅花，无以根代，每服一大把，剉，水二碗，煎浓汁一碗，分二服。林次中御史在楚州，尝访一故人，久之不出，或问之，云："子妇衄血垂尽，方救视，未延客。"坐中一客云："适有药。"急令掇茅花一大把，煎浓汁一碗，带囊中取一小红丸二粒，令茅花汤吞下，一服即瘥。言其方，后有人问之曰[②]："此止是茅花之功耳。"试复问之，其人大笑曰："诚如此。红丸乃含香朱砂丸，恐不信茅花之功，以此为记耳。"予在鄜延，一将官卒[③]病衄，甚困，以此疗之即瘥也。又徐德占教衄者，急灸项后发际两筋间，宛宛[④]中三壮，立定。盖血自此入脑，注鼻中，常人以线勒头后，尚可止衄，此灸决效无疑。

---

① 用：原作"上"，今据程本改。

② 言其方后，有人问之曰：程本作"问其方不言后有人曰"。

③ 卒：原作"率"，程本亦同。但文义不通，疑为形误，故改之。

④ 宛：程本作"穴"。

刺蓟散

治鼻衄。

大蓟根一两　相思子半两

上每服一钱，水一盏，煎七分，去滓，放冷服。王朝散女子，大衄一日，已昏不识人[①]，举家发哭，用药皆无效，人有传此方，一服乃止。

槐花散

治热吐。

皂角去皮，烧烟绝　白矾熬沸定　槐花炒黄黑色　甘草炙，以上各等份

上为末，每服二钱，白汤调下。嘉兴李使君，曾病呕，每食讫辄吐，如此两月，服反胃药愈甚。或谓[②]有痰饮，投半夏旋服之，亦皆不验。幕下乐判官授此方，服之即时瘥，又有一老青衣，病呕，与服之，又瘥。大凡吐多是膈热，热且生痰，此药能化胃膈热涎，有殊效。

紫粉丸

治吐。

针砂，醋浸一宿，辟去醋，便带醋炒，直候并铫子红色，无

① 人：原脱，今据程本补。

② 或谓：原作“或□”，今据程本补。

烟乃止，候冷，细研，更用醋团火烧洞赤，取候冷，再研极细，糊丸，如梧桐子大，每服四十丸，粥饮下。服讫，更啜一盏许粥，已不吐。如未定，再服决定。小儿小丸之，随儿大小与此药，极神异。吐有多端,《良方》中有数法，皆累验者，可参用之。

软红丸

止吐。

辰砂五钱　信砒半钱强　巴豆七个，取霜　胭脂一钱

上熔蜡少许，入油一二滴，和药为剂，以油单裹之，大人如绿豆，小儿如芥子，浓煎槐花甘草汤，放温，下一丸。忌热食半时久。此药疗人吐，只一服。常与人一丸，偶两人病，分与两人服，两人皆止。

酒磨丸

治吐逆，粥药不下者。

五灵脂，狗胆汁和丸，如鸡豆[1]大，每服一丸，煎热生姜酒磨化，再汤[2]令极热，先煮温粥半升，持在手，令病人乘药热顿饮，便以粥送下。

绿云膏

治口疮。

---

① 鸡豆：程本作“鸡头”。

② 汤：程本其后有“蒸”字。

黄柏半两　螺子黛二钱

上同研如碧玉色，临卧，置舌根下一字，咽津无妨，迟明瘥。凡口疮不可失睡，一夜失睡，口疮顿增。

灸牙疼法

随左右所患，肩尖微近后骨缝中，小举臂取之，当骨解陷中，灸五壮。予目睹灸数人皆愈，灸毕，项大痛，良久乃定，永不发。予亲病齿，百方治之皆不验，用此法灸，遂瘥。

服松脂法乌髭

脂[1]以真定者为良，细布袋盛，清水百沸汤煮，浮水面者，以新竹罩篱掠取，投新水中，久煮不出者，皆弃不用。入生白茯苓末，不制，但削去皮，捣罗细末尔，拌匀，每日早取三钱匕，着口中，用少熟水搅嗽，仍以指如常法，熟揩齿毕，更以熟水咽之，仍以嗽吐如常法，能牢牙，驻颜，乌髭也。赠米元章。

① 脂：原作“松”，今据程本改。

卷第八

水气肿满　小肠诸病药歌附　下脏诸病

治水气肿满法张微之屡验

生商陆切作豆大　赤小豆如商陆之数　鲫鱼三尾，去肠存鳞

上二物，实鱼腹中，取线缚之，水[①]三升，缓煮，赤豆烂，取去鱼，只取二物，空腹食之，以鱼汁送下，不汗则[②]利，即瘥。甚者，过二日再为之，不过三剂。微之家乳姥，病水饮，一剂愈。

逐气散

《博济》治水[③]气。

白商陆根去粗皮，薄切，阴干或晒干

上为末，黄颡鱼三尾，大蒜三瓣，绿豆一合，水一升，同

① 水：原脱，今据程本补。
② 则：原脱，今据程本补。
③ 水：原脱，今据程本补。

煮，以豆烂为度，先食豆，饮汁送下，又以汁下药末二钱，水化为气内消。省郎王申病水气，四体悉满，不能坐卧，夜倚壁而立，服一剂顿愈。

二姜散[①]

治小肠气。

高良姜　干姜等份，炮八分，留二分

上一大钱，用续随子，去皮，细研，纸裹出油，取白霜，入一字，将热酒一盏，入猪胆汁十数滴同调，一服瘥。

川楝散[②]

治小肠气，下元闭塞不通。

川楝子一两，和皮，切四片　巴豆一两，并壳，捶令碎

上同和匀，入铫内，炒令紫色，取出，去巴豆，只取川楝子，净刷为末，每服一钱，先炒茴香，秤一钱令香，用酒一盏冲，更煎三五沸，去滓，调川楝子末，连进二服[③]，得下泄立瘥。此方同治远年内外臁疮方，于建安军人吴美得之。

仓卒散方

治小肠气。

① 二姜散：原脱，今据程本补。
② 川楝散：原脱，今据程本补。
③ 二服：原作“一服”，文义与“连进”不符，从程本改。

山栀子四十九枚，烧半过　附子一枚，炮

上每服二钱，酒一[1]小盏，煎至七分，入盐一捻，温服，脾肾气挛急，极痛不可屈伸，腹中冷，重如石，痛不可忍，白汗如泻，手足冰冷，久不瘥，卧欲死者，服此药一剂，忽如失去，甚者两服瘥。予自得效，亦屡以治人，皆验。

弓弦散

治小肠气断。

五灵脂　蒲黄等份

上二钱，先用酽醋一合，熬药成膏，以水一小盏，煎至七分，热呷。此又名失笑散，疗妇人血气尤验。曾有妇人病心腹痛欲死，十余日百药不验，服此顿愈。

芍药散

治痢。

茱萸炒，半两　黄连炒赤[2]　赤芍药各一两

上三味[3]，水煎服。

四神散

治痢。

① 一：原脱，今据程本补。

② 赤：程本无此字。

③ 三味：原作“二钱”，今据程本改。

干姜　黄连　当归　黄柏皆炒，等份

上为末，乌梅一个，煎汤调下二大钱，水泻等份，赤痢加黄柏，白痢加姜，后重肠痛加黄连，腹中痛加当归，并空心食前服。予家常作此药，夏月最获用。大凡泄痢宜食酸苦，忌甘咸。盖酸收，苦坚，甘缓，咸濡，不可不知也。

陈应之疗痢血方

丞相曾鲁公痢血百余日，国医无能疗者，应之取盐水梅，除核，研一枚，合蜡茶加醋，汤沃服之，一啜而瘥。又丞相庄肃梁公亦痢血，应之曰："此授水谷，当用三物散。"亦数服而愈。三物散用胡黄连、乌梅肉、灶下土，等份为末，腊茶清调下，食前空腹，温服。

樗根散

水泻，里急后重，数走圊。

樗根皮一两　枳壳半两　甘草一分，炙

上粥饮下二钱，食前一服止。

《药歌》并引，眉山苏子瞻撰

嵇中散作《幽愤诗》，知不免矣，而卒[1]章乃曰"采薇山阿，散发岩岫，永啸长吟，颐神养寿"者，悼此志之不遂也。

---

① 卒：原模糊不清，今据程本补。

司马景王既杀中散而悔，使悔于未杀之前，中散得免于死者。吾知其扫迹屏影于人间，如脱兔之投林也。采薇散发，岂所难哉？孙真人著《大风恶疾论》，神仙传有数人，皆因恶疾而得仙道，何者？割弃尘累，怀颍阳之风，所以因祸而取福也。吾始得罪，迁岭表，不自意逾年，无后命，知不死矣。然旧苦痔疾，至是大作。呻呼几百日，地无医药，有亦不效。道士教吾去滋味，绝荤血，以清净胜之。痔有虫，馆于吾后，滋味荤血，既以自养，亦以养虫，自今日以往，旦暮食淡面四两，犹复念食，则以胡麻、茯苓抄足之。饮食之外，不啖一面物。主人枯槁，则客自弃去。尚恐习性易流，故取中散、真人之言，对症为药，使人诵之曰："东坡居士，汝忘逾年之忧，百日之苦乎？使汝不幸有中散之祸，伯牛之疾，虽愿采薇散发，岂可得哉？今食麦麻茯苓多矣！"居士则以歌答之云：百事治兮，味无味之味；五味备兮，茯苓麻麦；有时而匮兮，有即食，无即已者。与我无既兮，呜呼，馆客终不以是[①]为愧兮。

无名方 6

治肠[②]痔下血，如注水者，不瘥者。

上件，惟用市河中水，每遇更衣罢，便冷沃之，久沃为佳，久患者皆瘥。予始得于信州侯使君，曰："沃之两次即瘥。"予用之，亦再沃而瘥，并与数人用皆然。神奇可惊，不类他药。无河水，井水亦可。

---

① 是：原作"足"，今据程本改。

② 肠：原作"胀"，今据程本改。

无名方 7

治小便不通。

琥珀研成粉，每服二钱，煎萱草根浓汁调下，空心服。予友人，曾小肠秘甚成淋，每旋只一二滴，痛楚至甚，用恶药逐之，皆不通。王郇公与此药，一服遂通。人有病痔肠肿，因不能尿，候如淋疾，他药不能通，惟此法可治。

治小便数方并治渴

上取纯糯米糍一手大，临卧炙令软熟，啖之，以温酒送下。不饮酒人，温汤下。多啖弥佳，行坐良久，待心间空，便睡。一夜十余行者，当夜便止。予尝以为戏术，与人赌物，用之如有神圣。或言假火气温水送，不然也。大都糯稻工缩水，凡人夜饮酒者，是夜辄不尿，此糯米之力也。

又记一事，予故人刘正夫，罢官闽州次建溪，常叩一大家求舍，闭门不纳，既而使人谢云，属其父有甚病，不能延客。刘问其状，曰："病渴殆死矣。"刘许为其营药，俄而其子弟群至，求治其父。刘即烧药与之。明日来谢云，饮药一杯，是夜啜水减七八分。此刘君目击者。其方用糯稻秆，斩去穗及根，取其中心，净器中烧作灰，每用一合许，汤一碗，沃浸良久，澄去滓。尝其味如薄灰汁，乘渴顿饮之。此亦糯稻缩水之一验也，故因附此。

茯苓散

治梦中遗泄。

坚白茯苓为末，每服五钱，温水调下，空心食前临卧服，一日四五服。方书言梦泄，皆云肾虚，但补肾涩精，然亦未尝有验。予论之，此疾有三证：一者至虚，肾不能摄精，心不能摄念，或梦而泄，或不梦而泄。此候皆重，须大服补药。然人病此者甚少，其余皆只是心虚，或心热。因心有所感，故梦而泄，此候瘥轻，人之患者多是此候，但服茯苓散自瘥。予累以拯人，皆良验。又有少年气盛，或鳏夫、道人，强制情欲，因念而泄，此为无病[①]。医及摄生家多言，梦寐甚于房劳，此殆不然。予尝验之，人之病，天行未复，而犯房劳者多死。至于梦寐，则未尝致困，此决然可知，但梦寐自有轻重耳。

无名方 8

疗寸白虫。

锡沙作银泥者，即以黄丹代油，和梧桐子大　芜荑　槟榔二物等份，为散

上煎石榴根浓汁半升，下散三钱，丸五枚，中夜服，旦日下。予少时病白虫，始者逾粳米，数岁之后，遂长寸余。古说虫长盈尺，人即死，以药攻之，下虫数合，或如带长丈余，蟠

① 病：原脱，今据程本补。

蜒如猪脏，熠熠而动，其末寸断，辄为一虫。虫[1]去，病少，以后数月复如初，如是者数四。后得此方服之，虫悉化为水，自此永断。

① 虫：原脱，今据程本补。

卷第九

痈疽肿毒　瘰疬恶疮　疥癞伤折

无名方 9

治痈疮疡久不合。

仆尝读《本草》，露蜂房、蛇蜕皮、乱发，各烧灰，每味取一钱匕，酒调服，治疮久不合，神验。仆屡试之，烧灰略存性。

无名方 10

治痈疽。

忍冬嫩苗一握，叶尖圆茎生，茎叶皆有毛，生田野篱落，处处有之，两叶对生。春夏新叶梢尖，而色嫩绿柔薄，秋冬即坚厚，色深而圆，得霜则叶卷而色紫，经冬不凋。四月开花，极芬，香闻数步，初开色白，数日则变黄。每黄白相间，故一名金银花。花开曳，蕊数茎如丝，故一名老翁须，一名金钗股。冬间叶圆厚，似薜荔枝，一名大薜荔。可移根庭槛间，以备急。花气可爱，似茉莉、瑞香、甘草。生用半两上忍冬烂研，同甘草入酒一斤[①]半，沙瓶中塞口，煮两食顷，温服。予在[②]江西，有医僧鉴清，善治发背疽，得其方，用老翁须，予颇神秘之。后十年，过金陵，闻医王琪亦善治疡，其方用水杨藤，求得观之，乃老翁须也。又数年，友人王子渊自言得神方，尝活数人，方用大薜荔。又过历阳，杜医者治疡，常以二万钱活一人，用千金藤。过宣州，宁国尉王子驳，传一方，用金银花。海州士人刘纯臣，传一方，用金钗股。此数君皆自神其术，求其草视之，盖一物也。予以《本草》考之，乃忍冬也。古人但为补药，未尝治疽。其用甘草煮饮之法，制方皆同。若仓卒求不获，只用干叶为散，每服三方寸匕[③]，甘草方寸匕，酒煮服之亦可，然不及生者。

小还丹

治背疽痈疖，一切脓肿。

腻粉　水银　硫黄各一分，同研　大巴豆肉十四个

上将巴豆单覆，排铫底，以三物按上巴豆令平，以瓷器盏盖之，四面湿纸，勿令气泄，炭火四两[④]缓缓烧，时于冷水中蘸铫底。少时又烧，频蘸为善，其盏上底内，滴水一点如大豆，干则再滴，以三滴干为度。候冷，研陈米饮，丸作二十三丸，每服一丸，熟水吞下。疏下恶物，以白粥补之。予族父藏此方，未易与人。吴中人往往知此药，莫能得真方。一丸活一人，曾

---

① 一斤半：原作“一□半”，今据程本补。

② 予在：原作“□在”，今据程本补。

③ 匕：原脱，今据程本补。下同。

④ 两：程本作“面”。

无死[1]者，才取下，即时不痛，其疮亦干。

柞叶汤

治发疽。

柞木叶干，四两　干荷叶四两　萱草根干，一两　甘草节一两　地榆一两

上细剉，每服半两，水二碗，煎去半分，二服，早晚各[2]服二服，滓并煎作一服。有脓血者自安，脓血在内者，自大肠下，未成者自消。忌一切毒物，有疮者贴后药。

通明牛皮胶一两，水半升，熬令化　黄丹一两，入胶中，煮三五沸

上放温冷，以鸡羽敷疮口，有疮即敛。未成疮者，涂肿处即内消。元丰中，丞相荆公疽发背，医攻之，皆不效，渐觉昏懵，都不省人事，势已危甚。上元知县朝奉郎梁彦意有此药，自言其效如神，秘其方。但得药，荆公服之，痢下恶物一升许，遂瘥。乃以方献丞相，予从丞相得之。此药常人服之，并不疏转，但逐脓血耳。

无名方 11

疗肿毒痈疽，未溃令消，已溃令速愈。草乌头屑，水调，鸡羽扫肿上，有疮者先以膏药贴定，无令药着疮。人有病疮甚者，涂之，坐中便见皮皱，稍稍而消。初涂病人觉冷如水，疮乃不痛。

① 死：原作“本”，今据程本改。
② 各：原作“一”，今据程本改。

登州孙医白膏

尤善消肿。

柳白皮半两，皆洗[①]，阴干　白蜡四钱　黄丹二钱　胡粉二两　油生四两，熟三两八钱　商陆根三分

上先熟油，入皮根[②]，候变色，去滓，入药搅良久，下此药，尤善消肿，及坠击所伤。登州孙医，每以三百钱售一匾。

云母膏出《博济方》

云母光明者，薄揭，先煮　硝石研　甘草各四两　槐枝　柏叶近道者不堪　柳枝　桑白皮各二两　陈橘皮一两　桔梗　防风　桂心

苍术　菖蒲　黄芩　高良姜　柴胡　厚朴　人参　芍药　胡椒子[③]　龙脑[④]　白芷　白及　白蔹　黄芪　川芎　茯苓　夜合花　附子炮，各半两，以上㕮咀，次煎　盐花　松柏[⑤]　当归　木香　麒麟竭　没药　麝香　乳香各半两，以上为末　黄丹十四两，罗　水银二两　大麻油六斤[⑥]

上先炼油令香，下云母，良久，投附子以上，候药焦黄，住火令冷，以绵滤去滓，始下末，皆须缓火，常以柳木篦搅，

---

① 皆洗：程本作“揩洗”。

② 皮根：原作“二柳”，今据程本改。

③ 胡椒子：原作“□椒子”，今据程本补。

④ 龙脑：程本作“龙胆草”。

⑤ 松柏：程本作“松脂”。

⑥ 大麻油（六斤）：原脱，今据程本补。

勿停手，滤毕再入铛中，进火，下盐花至黄丹，急搅，须臾色变，稍益火煎之，膏色凝黑，少取滴水上，凝结不黏手，即下火，先炙一磁器令热，倾药在内，候如人体温，以绢袋子盛水银，手弹在膏上，如针头大，以蜡纸封合，勿令风干，可三二十年不损。发背，先以败蒲二斤，水三升，煮三五沸，如人体温，将洗疮帛拭干，贴药。又以药一两，分三服，用[①]温酒下，未成脓者即瘥，更不作疮。瘰疬骨疽，毒穿至骨者，用药一两，分三服，温酒下，甚者即下恶物，兼外贴。肠痈以药半两，分五服，甘草汤下，未成脓者当时消，已有脓者随药下脓，脓出后，每日酒下五丸，梧桐子大，脓止即住服。风眼，贴两太阳。肾痈并伤折，痛不可忍者，酒下半两，老少更以意加减，五日一服取尽，外贴包裹，当时止痛。箭头在肉者，外贴，每日食少烂绿豆，箭头自出。虎豹所伤，先以甘草汤洗，后贴，每日一换，不过三贴。蛇、狗伤，生油下十丸，梧桐子大，仍外贴。难产三日不生者，温酒下一分便下。血晕欲死，以姜汁和小便半升，温酒下十丸，梧桐子大，死者复生。胎死在腹，以榆白汤下半两便生。小肠气，茴香汤下一分，每日一服。血气，当归酒下一分，每日一服。中毒，温酒洗汗袜汁，每日一服，吐泻出恶物为度。一切痈疽疮疖，虫虺所伤，并外贴，忌羊肉。

小朱散

治瘾疹久不瘥，每发，先心腹痛，痰哕，麻痹，筋脉不仁。

成块赤土有砂石者不可用　当归各等份

上冷酒调下二钱，日三服，兼用涂药。

---

① 用：原作“温”，今据程本改。

护火草大叶者又名景天　生姜和皮，不洗，等份，研　盐量多少

上涂摩痒处，如遍身瘾疹，涂发甚处，余处自消。

无名方 12

治发疮疹不透，畜伏危困者。

以人牙齿三五枚，炙令黄，为末，乳香汤调下，目见人屡用之，皆一服瘥。予目两见人用有验，皆得方一者如上法，一方烧过，温酒下亦可，服讫片时，疮便透。

柴胡汤

治瘰疬。

柴胡　荆芥穗　秦艽　知母　当归　官桂　藿香　甘松　败龟醋炙　川乌头炮　地骨皮　白胶香　芍药以上各半两　京芎一两　芒根湿秤二两，切碎

上件药，并净洗，晒干，捣为粗末，每服二钱，水一盏，入姜三片，大枣一个，同煎七分，去滓服，早午食后、夜睡各一服，三服滓并煎作一服吃，忌一切鱼、面等毒，仍忌房事。不善忌口及诸事者，服此药无验。

又用贴疮药。

石行根不以多少，为细末，蜜调如膏，用贴疮口，三两日一看后易之。此二方，得于华亭陶中夫宰君。中夫先得柴胡一方，用之如神[1]。偶于里巷医处，得贴药二方，皆相须。

---

[1] 中夫先得柴胡一方，用之如神：原作“得柴胡一方也中夫用之如神”，今据程本改。

冥[1]若神契，中夫在华亭，半年之间，治二十余人，皆愈，此予寓秀州[2]目见者。

无名方 13

治瘰疬。

上鲫鱼长三寸者，去肠，以和皮巴豆填满腹，麻皮缠，以一束秆草烧烟尽，研，粳米粥丸绿豆大，粟饮下一丸。未利，加一丸，以利为度。每日以此为准，常令小利，尽剂乃安。甚者、破者效尤速。忌猪肉、动风物。

无名方 14

疗风毒瘰疬。

皂角三十枚，火烧十枚，涂酥炙，去皮十枚，水将尽去滓　何首乌四两蒸[3]　干薄荷四两　精羊肉半斤　玄参四两

上以皂角水煮肉令烂，细研，和药为丸，梧桐子大，每服二十丸，空心温酒下，薄荷汤亦得。伯父吏部病瘰疬，百疗不瘥，得此乃愈。梁氏老妪，颔下有疮，如垂囊，服此，病[4]囊日消，至于都平。闽僧嘉履病瘰疬，服之半月皆愈，此皆予目击。

---

① 冥：原作“泯”，今据程本改。

② 州：原作“所”，今据程本改。

③ 四两蒸：原作“四十粒”，今据程本改。

④ 病：程本作“药”。

地骨皮散

治恶疮。

地骨皮一物，先刮取浮皮，别收之。次取浮皮下腻白粉，为细散，其白粉下坚赤皮，细剉，与浮皮处为粗末，粗末、细散各贮之。每用粗皮一合许，煎浓汁，乘热洗疮，直候药汤冷，以软帛裛干，乃用细散敷之。每日洗贴一次，以瘥为期。梓州路转运判官张君，曾当胸下锐骨端，隐隐微痛，后月余，渐有小瘰子，如豆粒，久之愈大如栗[1]，遂溃脓成疮，痛楚不可卧，每夜倚物而坐至晓，如此三年不瘥。国医仇鼎沈遇明辈，治之都不验。后赴梓州，行次华阴，道中有旧相识，华山道士武元亨来迎，就客亭中见之。元亨首问胸疮如何，张答以未瘥。元亨曰："尝得一药，效验无比，久欲寄去，不值便人。闻当道华阴，特来此奉候，已数日，今日方欲还山，而公适至，殆此疾当瘥矣。"遂手授此方。张如法用之，始用药洗，极觉畅适异常，淋至夜深，方用散敷，疮遂不痛，是夜得睡至晓。自此每夜一次洗贴，疮不复痛矣。然尚未敛，间或一夜不洗贴，便复发痛。自此用之更不阙，凡四个月，疮虽尚在，而起居饮食如常。一日疮忽痛，通夕不寐，淋之亦痛不止。使人视之，疮中生一肉颗如榴子，痛已渐定，数日间，疮口肉已合，自此遂瘥。太学博士马君希孟之弟，亦常患疮于胸腹间，久不瘥，疮透腹见膜，医皆阁手，得此散用之即瘥。杨州士人李君在太学中，手掌心生一疮，日久掌穿透，惟有筋骨，请假归广陵，值张梓州得此

---

① 栗：原作"粟"，程本亦同。但文义不通，疑为形误，故改之。

药，遂瘥。用之惟须久，暂用之未瘥，慎不可住，但勤施之。日久无不瘥者。要在勤至不怠，乃见奇验。小疔疮肿疼痛，只以枸杞根生剉，煎浓汁热淋，亦效。

治癞方

苦胡麻半升，别捣　天麻二两　乳香三分

上荆芥、腊茶下三钱，忌盐、酒、房事、动风物一百二十日，服半月后，两腰眼灸十四壮。此丞相长安公家方，已手医人无数。又尝与方扬州天长东氏，卖此药遂著于淮南。若头面四体风疮肿痒多汁者，只七八服即瘥，予亲试之。

无名方 15

治年久，里外臁疮不瘥者。

槟榔半两　干猪粪烧存性，半两　龙骨一分　水银粉少许

上三味，为细末，入水银粉研匀，先以盐汤洗疮[1]，熟绢裛干，以生油调药如膏，贴疮，三日一易，三五易定瘥。忌无鳞鱼鲊、热面。凡胫内外疮，世谓之里外臁疮，最难愈[2]。得此方并前小肠气方[3]，本建安军人吴美，犯伪印坐死，司理参军王炳之，怜其晓事，常加存恤，其人临刑，泣念曰：“生平有二方，治疾如神，常卖以自给，可惜死而不传。”遂献炳之，屡用有验。予就炳之求，值其远官，数年方得之。

---

① 疮：原作“干”，今据程本改。

② 愈：原脱，今据程本补。

③ 方：原脱，今据程本补。

火府丹

治下疰脚疮。

甘遂肥实连珠者，一两，薄切，疏布囊盛　川芎一分，剉如豆大

上以纸笼大者香炉，令至密不漏烟，顶留一窍，悬甘遂囊于窍间。其下烧川芎一块，令烟入，遂欲过，再更燃一块，川芎尽，取甘遂为末。三十岁以上气盛者，满三钱，虚者半二钱半。羯羊肾一对，批开，匀分药末在内，净麻皮缠定，炭火炙熟，勿令焦。临卧烂嚼，温酒下，随人酒量，能饮一斗者，可饮五升也，以高物支起双脚，一服即瘥。

疗久疮

上用猪筒骨中髓，以腻粉和为剂，复内骨中，泥裹火煨[1]。香熟出，先以温盐水浴疮，乃敷之。临安陈令传，极效。

无名方 16

治疮疥甚者。

川乌一两，每个四破之　大豆一两半

上同入砂瓶内，煮极烂，每服一片，豆少许，空腹酒下。予兄之子病疮遍体，拘挛，立不可卧，卧不可起，服此即瘥。

---

① 泥裹火煨：原作“泥□火煨”，今据程本补。

无名方 17

治阴疮，痒痛出水，久不瘥。出《灵苑》。

腊茶　五倍子等份　腻粉少许

上先以浆水、葱、椒煎汤洗，后敷之，未瘥，再为之。

又方　　铜钱一百枚　乌梅七个　盐二钱

上水一碗半，煎一碗，热洗，二方相须用之，无不即验。

治癣方

久患用[①]之即瘥。

决明子不以多少[②]

上为末，加少水银粉，同为散，先以物擦破癣上，以散敷之。

系瘤法

上取稻上花蜘蛛十余个，置桃李枝上，候垂丝下，取东边者捻为线，系定瘤子，七日候换，瘤子自落。沈兴宗待制家老姥，病瘤如掌拳，用此法系之，至三换，瘤子遂干，一夜忽失所在，天明前枕边得之，如一干栗。

---

① 用：原脱，今据程本补。

② 不以多少：原脱，今据程本补。

无名方 18

治甲疽，胬肉裹甲，脓血疼痛不瘥。出《灵苑》。

胆矾烧

上先剔去肉中甲，敷药疮上，纵有胬肉，一敷即干落。

续骨丸

出《灵苑》。

腊月猪脂五两　蜡半斤，以上洗煎　铅丹罗　自然铜　密陀僧各四两，研细　白矾十二两　麒麟竭　没药　乳香　朱砂各一两，细研

上新鼎中先熔脂，次下蜡，出鼎于冷处，下密陀僧、铅丹、自然铜，暖火再煎，滴入水中不散，出鼎于冷处，下诸药，用柳篦搅匀，泻入瓷盆[1]内，不停住手搅至凝，圆如弹丸，且用笋皮之类衬之，极冷，收贮。凡伤折用一丸，入少油火上化开，涂伤痛处，以油单护之。其甚者，以灯心裹木夹之，更取一丸，分作小圆，热葱酒下，痛即止。如药力尽，再觉痛，更一服，痛止即已。骨折者，两上便安，牙疼甚者，贴之即止。此方小说所载，有人遇异人得之。予家每合以拯人，无不应验。

神授散

治伤折内外损。

① 盆：程本为“瓶”。

川当归半两，洗净，别杵　铅粉半两，洛粉[①]最上　硼砂二钱

上同研匀细，每服二钱，浓煎苏枋汁调下。若损在腰以上，即先吃淡面半碗，然后服药。若在腰以下，即先服药，后方吃面。仍不住呷苏枋汁，更以糯米为粥，入药末三钱拌和，摊在纸上或绢上，封裹损处。如骨碎，则更须用竹木夹定，外以纸或衣物包之。有长安石使君，一日谒尹，至阛阓中，忽有人呼其姓名[②]，石顾之，稠人中不及识。明日过市，复闻其呼，顾其人，近在马后，问："何以见呼？"其人曰："我无求于人，以尔有难，特来救耳，昨日何以不应？"石辞谢之，欲下马与语，其人止之曰："市中非下马之所。"褫衣领中出一书，授之曰："有难即用之。"稠人中遂引去。石归视之，乃此方也。石到京师，趋朝，立马右掖门外，为他马所踢，折足堕地，又为马踏，手臂折，舁至家，屡气绝，急合此药服，且裹，半夜痛遂止，后手足皆完复。石有子为朝官知名，关中人往往闻此事。熙宁中，府界教保甲[③]时，四方馆使刘君提举，每有堕马或击刺所伤，皆与药，用之即瘥。好事者欲其方，赂主方者窃得，只有两物，而无当归，汤使悉同后。予见两浙提点刑狱使者云，亲得其方于石[④]君，恐保甲主方者隐其一味耳。

无名方 19

治骨鲠，或竹木签刺喉中不下。出《灵苑》。

---

① 洛粉：原作"各粉"，今据程本改。

② 姓名：原作"姓□"，今据程本补。

③ 保甲：原作"保界"，今据下文及程本改。

④ 石：原作"召"，今据程本改。

上腊月取鲩鱼胆，悬北檐下令干。有鲠即取一皂角子许，以酒一合，煎化温啜。若得逆便吐，骨即随出。若未吐，更饮，以吐为度。虽鲠在腹中，日久疼痛，黄瘦甚者，服之皆出。若卒求鲩鱼不得，蠡鱼、鳜鱼、鲫鱼皆可，然不及鲩鱼胆，腊月收者最佳。有[1]逻卒食鸡，鲠在腹中，常楚痛，但食粥，每食即如锥刺，如是半年，支离几死，杖而后能起，与此一服，大吐，觉有一物自口出，视之乃鸡骨，首锐如刺，其尾为饮食所磨，莹滑如珠。

治诸鲠

以木炭皮为细末，研令极细，如无炭皮，坚炭亦可，粥饮调下二钱，日四五服，以鲠下为度，此法人家皆有。予在汉东，乃目睹其神。有刘晦士人，邻家一儿误吞一钱，以此饮之，下一物如大乌梅，剖之，乃炭末裹一钱也。池州徐使君极宝此方，数数用之，未有不效者。近岁累有人言，得此方之效，不复悉载[2]。

---

① 有：原作“常”，今据程本改。

② 悉载：原作“载悉”，今据程本改。

卷第十

妇人诸方　小儿诸方　集传记小说

泽兰散

治妇人产乳百疾，安胎调气，产后血晕，衄血血积，虚劳无子，有子即堕，难产，子死腹中，胎衣不下，妇人血注，遍身生疮，经候不调，赤白带下，乳生恶核，咳嗽寒热，气攻四肢，处女任脉不调等，常服益血，美饮食，使人安健有子。

泽兰嫩叶，九分　石膏八分，研　当归　赤芍药　芎微炒　甘草炙　白芜荑各七分　生干地黄六分　肉桂五分　厚朴姜炙　桔梗　吴茱萸炒　卷柏并根　防风　白茯苓　柏子仁　细辛各四分　人参　白术米泔浸一宿，切，麸炒黄色　白芷炒　藁本　椒红　干姜炒　乌头炮　黄芪　五味子各三分　白薇　丹参　阿胶炒干，各二分

上为细末，空心，热酒调下二钱。予家妇人女子，羸弱多疾者，服此药悉瘥，往往有子。

朱贲琥珀散

治妇人血风劳。

琥珀　没药　木香　当归　芍药　白芷　羌活　干地黄　延胡索　川芎各半两　土瓜根　牡丹皮　白术　桂各一两

上件为末，每服二钱，水一盏，煎至七分，益酒三分，复煎少时，并滓热服。重疾，数服则知效。

麦煎散

治少男室女骨蒸，妇人血风攻疰，四肢心胸烦壅。

鳖甲醋炙　大黄湿纸裹，煨熟　常山　柴胡　赤茯苓　当归酒浸一宿　干生漆　白术　石膏　干生地黄各一两　甘草炙，半两

上为末，每服二钱，小麦五十粒，水一盏，煎至六分，食后、卧时温服。有虚汗，加麻黄根一两。此黄州吴判官方，疗骨热，黄瘦，口臭，肌热，盗汗极效。麦煎散甚多，此方吴君宝之如希世之珍，其效可知。

白术散

治妇人妊娠伤寒。

白术　黄芩等份，新瓦上同炒香

上为散，每服三钱，水一中盏，生姜三片，大枣一个，擘破。同煎至七分，温服。但觉头痛发热，便可三二服即瘥。惟

四肢厥冷阴证者，未可服。此方本当州[1]一士人卖此药。医皆论斤售去，行医用之如神，无人得其方。予自得此，治疾无有不效者，仍安胎益母子。

肉桂散

治产后众疾，血气崩运，肿满发狂，泻痢寒热等，惟吐而泻者难瘥。出《灵苑》。

黑豆二两，炒熟，去皮　肉桂　草[2]当归酒浸　芍药　干姜炮　干地黄　甘草　蒲黄纸包炒[3]，各一两

上温酒调下二钱，日三服。疾甚者三服，无疾二服，七日止。

大黄散

治产后血晕，及伤折内损，妇人血癥血瘕。出《灵苑》。

羊胫炭烧赤，酒淬十过，五两　大黄小便浸七日，日一易，以湿纸[4]裹煨，切，焙　巴豆肉浆水煮黄色，焙，各三两半　大[5]铜钱重半两者，烧赤，米醋淬为粉，新水飞过，取细者[6]，二两一分

上和研一日，每服半钱，当归一分，小便煎浓，稍温调下。产后血晕百病，且当逐血者，至甚乃服。口噤者挖开灌下，候

① 当州：程本作“常州”。
② 草：程本无此字。
③ 炒：程本其后有“共为末”三字。
④ 以湿纸：原作“□□湿纸”，今据程本补。
⑤ 大：程本作“古”。
⑥ 取细者：程本作“去粗取细者”。

识人，更一服。累经生产，有血积癥癖块，及败血、风劳、寒热诸疾，当下如烂猪肝片，永无他疾。坠击内损，当归酒下一字。医潘步坠下，折胁，当折处陷入肌中，痛不可忍，服此药如神。以手自内拓之，筋骨遂平。

治小儿诸方

黑神丸

治小儿急惊慢惊风。

腻粉一钱半　墨[1]土　白面　芦荟炙，一钱　麝香　龙脑　牛黄　青黛　使君子去壳，面裹煨熟，各五分

上面糊丸，梧桐子大，每服半丸，薄荷汤研下。要利，即服一丸。楚州小儿医王鉴，卖此药致厚产。鉴神之，未尝传人。予得之，乃常人家睡惊丸，小不同耳，治惊风极效，前后用之，垂死儿一服即瘥。

撮口法

治褓中小儿脐风。

上视小儿上下龈，龈当口中心处，若有白色如红豆大，此病发之候也，急以指爪正当中掐之。自外达内令断，微血出，亦不妨。又与白处两尽头，亦依此掐令内外断，只掐令气脉断，不必破肉。指爪勿令大铦，恐伤儿甚。予为河北察访使日，到赵郡，有老人来献此法，云："笃老，惜此法将不传，愿以

---

① 墨：程本作"黑"。

济人。”询之赵人云，此翁平生手救千余儿矣，此翁治儿应手皆效。

青金丹

治小儿诸风、诸疳、诸痢。出《博济方》。

青黛三分，研　雄黄研　胡黄连各二分　朱砂研　腻粉　熊胆温水化　白附子　芦荟研，各一分　麝香半分，研　蟾酥　水银各皂子大　铅霜　龙脑各一字

上同入乳钵内，再研令匀，用豮猪胆一枚，取汁，熬过，浸蒸饼少许为丸，黄米大，曝干。一岁可服二丸，量儿大小增之。惊风诸痫，先以一丸温水化，滴鼻中令嚏，戴目者当自下，瘛疭亦定，更用薄荷汤下；诸疳，粥饮下；变蒸寒热，薄荷汤化下；诸泻痢，米饮下；疳蛔咬[1]心，苦楝子煎汤下；鼻下赤烂，口齿疳虫，口疮等，乳汁研涂。病疳眼、雀目，白羊子肝子一枚，竹批开，内药肝中，以麻缕缠，米泔煮令熟，空腹服。乳母当忌毒鱼、大蒜、鸡、鸭、猪肉。此丸疗小儿诸疳至良。予目见小儿病疳瘠尽，但粗有气，服此，或下虫数合，无不即瘥而肥壮无疾，几能再生小儿也。

桔梗散

治小儿风热，及伤寒时气，疮疹发热等。

桔梗　细辛　人参　白术　栝楼根　甘草　白茯苓　川芎

上各等份为末，服二钱，水一盏[2]，姜一片，薄荷二叶同煎。三岁以下儿作四五服，五岁以上分二服。予家尝作此药，

① 咬：原模糊不清，今据程本补

② 水一盏：原脱，今据程本补。

凡小儿发热，不问伤寒风热，先与此散数服，往往辄愈，兼服小黑膏尤善。

小黑膏

治小儿伤寒风痫。

天南星一枚，大者，烧通赤，入小瓶内，湿纸密口，令火灭，取刮[①]之中心存白处，如皂角子大为度，须烧数枚，择其中度者可用　乌头一枚

薄荷一握　玄参五钱，各为末

上为末，蜜和，葱白汤下豆许，频服。筋缓急，加乳香，同葱白煎汤下。润州傅医，专卖此药，累千金。予家小儿伤风发热，与二三丸，令小睡，及寤，则已凉矣。

治痘疮无瘢[②]

痘疮欲无瘢，频揭去痂，勿令隐肌，乃不成瘢。纵揭伤有微血，但以面膏涂，无苦也。疮家不可食鸡、鸭卵，即时盲，瞳子如卵色[③]，其应如神，不可不戒也。

无名方 20

治疮疹，欲发及已发而陷伏者，皆宜速治。不速[④]，毒入脏，必致困，宜服此。

猪血腊月取，瓶盛，挂风处令干

① 刮：原作“割”，今据程本改。

② 治痘疮无瘢：原作“治病豌”，今据下文及程本改。

③ 卵色：原作“卵□”，今据程本补。

④ 不速：原作“不肃”，今据程本改。

上取半枣大，加龙脑大豆许，温酒调下，潘医加绿豆、英粉、半枣块同研，病微有即消，甚则疮发愈。予家小女子病伤寒，但腹痛甚，昼夜号呼，手足厥冷，渐加昏困，形症极恶，时倒发疮子。予疑甚，为医以药伏之，先不畜此药，急就屠家买少生血，时盛暑，血至已败恶，无可奈何，多以龙脑香和灌之，一服遂得少睡。须臾一身皆疮点乃安[①]。不尔，几至不救。

辰砂丸

治小儿惊热，多涎痰，疟，久痢，吐乳，午后发热，惊痫等疾。

辰砂　粉霜　腻粉各一分　生龙脑一钱

上软糯米饭为丸，绿豆大，一岁一丸，甘草汤下，大人七丸。

无名方 21

治小儿豌豆疮，入目痛楚，恐伤目。

浮萍阴干

上每服一二钱，随儿大小，以羊子肝半个，入盏子内，以杖子刺碎烂，投水半合，绞取肝汁调下，食后服。不甚者一服瘥，已伤目者十服瘥。邢杜医用此药，前后效者甚多。

麝香散

治小儿走马疳，牙龈腐烂，恶血口臭，牙齿脱落。

---

① 乃安：原作"不安"，文义不通，今据程本改。

黄连末，三钱　铜绿　麝香各一钱　水银一钱，煮枣肉一枚同研

上漱口净，以药敷疮上，兰香叶覆之。内蚀为坎者，一敷即生肉。

无名方 22

治小儿走马疳，唇齿疮烂，逡巡狼狈，用此即瘥。

砒霜　粉霜二味先研极细　石灰罗过，研

上等份相合，左右转研，多千下，当极细如面，每以鸡翎摝少许扫疮上，其疮即干，慎勿多用。恐入腹中有大毒，慎之。海州东海县民家卖此药，每一病[①]，只一扫，如米许大，无不瘥者。

牛黄煎

治小儿诸疳，诸痢，食伤气胀，体羸头大，头发作穗，壮热，不食多困，齿烂鼻疮，丁奚潮热[②]等疾。

大蚵蚾一枚，去皮骨腹胃，炙为末，以无灰酒一盏，豮猪胆一枚，同熬成膏　诃子炮　使君子　胡黄连　蝉壳不洗　墨石子　芦荟　芜荑　熊胆　朱砂　夜明砂　雄黄各一分，研　木香　肉豆蔻春夏各半分，秋冬各一分　牛黄二钱　麝香一钱　龙脑五分

上为丸，如麻子大，饮下五七丸。惊疳，金银薄荷汤下；肝疳腹胀，桃仁茴香汤下；疳虫，东引石榴苦楝根汤下。五岁以上十丸。此药尤治疳痢，协热而痢者不可服。

---

① 病：原作“日”，今据程本改。

② 热：原脱，今据程本补。

田季散

治久患翻胃，及小[1]儿惊吐，诸吐并医。

好硫黄半两，细研　水银一分，与硫黄再研无星

上同研如黑梅色，每服三钱，生姜四两取汁，酒一盏，同姜汁煎熟调药，空心服，衣被盖覆，当自足指间汗出，迤逦遍身，汗出即瘥。常有人病反胃，食[2]辄吐出，午后即发，经三年不瘥。国医如孙兆辈皆治疗，百端无验，消羸殆尽，枯黑骨立。有守库卒季吉者见之，曰："此易治也，一服药可瘥。"始都不信之。一日试令合药，与少钱市药，仆次日持药至，止一服，如法服之，汗出皆如胶，腥秽不可近，当日更不复吐，遂瘥。楚人田医，善治小儿诸吐，亦用此药，量儿长少，服一钱至一字，冷水调下，吐立定。此散极浮难调，须先滴少水，以至缓缓研杀，稍稍增汤，使令调和。若顿入汤酒，尽浮泛不可服。又予旧官属陈宣德之妻，病翻胃亦弥年，得一乌头散服之，一服瘥。又楚人孙生，有一茱萸丸，亦疗翻胃，其人自有传，今皆附于此。予校此三方，惟田季有阴阳，理自胜捷，乌头、茱萸二方，皆性热，用者更量其脏寒温投之。

乌头散

乌头三两，炮，去皮　川楝子一两半　槟榔　木香各一两

上为末，每服二钱，水一盏，煎至七分，盐一捻，温服。

① 小：原作"白"，今据程本改。

② 食：原脱，今据程本补。

茱萸丸

《孙生传》曰：年深膈气翻胃，饮食之物至晚皆吐出，悉皆生存不化，鬲上常有痰涎，时时呕血，胸[1]中多酸水，吐清水无时，夜吐辄至晚，日渐羸瘦，腹中痛楚，时复冷滑，或即闭结，候状不可尽述。自患此疾六年，日可吐及五七度，百方无验，因遇此法，服及两月，诸疾悉瘥。尝愿流传救人，具方如下。

茱萸三分，瓦上出油　胡椒　人参　当归各五钱　甘草半两，一半生，一半纸裹，五七重醋[2]浸令透，火内慢煨干，又浸，如此七遍　半夏一两，用姜四两研汁，入砂罐子内，同姜汁、井水煮，候破，看存二分白心，取半夏研为膏子　白矾半两，炒干存性，一分

上为末，半夏膏丸如稍硬，添姜汁，丸如梧桐子大，每服七丸，桑柳条各三十茎，上等银器内煎汤，吞下，日三服。忌诸毒物。惟可食油猪胰脾软饭，此孙生自叙如此。

吴婆散

治小儿疳泻不止，日夜遍数不记，渐渐羸瘦，众药不效者。

黄柏蜜炙　黄连微炒　桃根白皮各一分　木香　厚朴姜汁炙　丁香　槟榔各一钱　芜荑去皮，一分　没石子一钱半　楝根白皮半分

上为末，每服一字，三岁以上半钱，五六岁一钱，用紫苏木瓜米饮调下，乳食前，一日三服。予家小儿，曾有患泻百余日，瘦但有皮骨，百方不瘥。有监兵钟离君见之，曰：“何不服

① 胸：原作“脑”，今据程本改。
② 醋：原作“酸”，今据程本改。

吴婆散，立可瘥也。”予因问：“吴婆散何药？”曰：“古方也。人家多有之。”乃问求方，合与两三服便效。又一孙男亦疳泻，势甚危困，两服遂定。若病深者，服一两日间决瘥。此药若是疳泻，无不验者。药性小温，暴热泻者，或不相当。

寒水石散

治小儿之病，多因惊则心气不行，郁而生涎，逆为大疾，宜服。常行小肠，去心热，儿自少惊，亦不成疾。

寒水石　滑石水研如泔，扬去粗者，存细者，沥干更研，无声乃止，各三两　甘草粉[1]一两，生

上量儿大小，热月冷水下，寒月温水下。凡被惊，及心热不可安卧，皆与一服，加龙脑更良。

小朱砂丸

治小儿惊积，镇心化涎。出《博济方》。

朱砂一分　巴豆三十粒，去皮膜，出尽油　半夏汤洗七遍，为末，炒，二钱　杏仁五枚，炮，去皮尖

上面糊丸，如绿豆大，二岁一丸，荆芥薄荷汤下，三岁二丸，五岁三丸。如惊伏在内，即行尽，仍旧药出。如无惊，药更不下。

妙香丸

治小儿虚中积，潮热寒热，心腹胀满，痛疼者。

辰砂一两　牛黄　生龙脑　麝香各一分　金箔十四片　粉霜

① 粉：原作“米”，今据程本改。

一钱　腻粉一钱　蜡二两　巴豆一百二十个，肥大者

上丸如弹子圆，量虚实加减，龙脑浆水下，夜半后服。脏虚即以龙脑米饮下，每服三丸，如小豆大。药势缓，即按令扁，疾坚者加至十丸，皆以针刺作数孔，以行药力。小儿取积丸，如绿豆，治小儿吐逆尤效。此药最下胸中烦，及虚积。

无名方 23

治小儿脐久不干，赤肿出脓及清水。出《圣[①]惠方》。

当归焙干为末，研[②]细

上着脐中，频用自瘥。予家小儿尝病脐湿五十余日，贴他药皆不瘥，《圣惠方》有十余方，从上试之，至此方一敷而干，后因尿入疮皮复病，又一贴愈。

无名方 24

治小儿热嗽。

马牙硝　白矾各半斤　黄丹一分

上同研，入合子固济，火烧令红，覆润地一夜，再研，加龙脑半钱，甘草汤下一字或半钱。

无名方 25

治小儿瘖肥疮多生头上，淫浸久不瘥，及耳疮等，悉主之。

石录　白芷等份

上以生甘草洗疮，敷药，一日愈。

---

① 圣：原作“全”，今据下文及程本改。

② 研：原作“炒”，今据程本改。

杂 录[1]

杂记、传、小说中有数方，既著[2]于书，必有良验，今录于此。

《北梦琐言》：记火烧疮方法。孙光宪[3]家人作煎饼，一婢抱孩子拥炉，不觉落火炉之上，遂以醋泥敷之，至晓不痛，亦无瘢痕。是知俗说，亦不厌多闻。

《朝野佥载》：记毒蛇伤用艾炷当啮处灸[4]，引去毒气即瘥。其余恶虫所螫，马汗入疮，用之亦效。

又记，筋断须续者，取旋覆根绞取汁，以筋相对，取汁涂而封之，即相续如故。蜀儿如逃走，多刻筋，以此续之，百不失一。

《广五行记》：治噎疾。永徽中，绛州有僧病噎数年，临死遗命，令破喉视之，得一物似鱼而有两头，遍体悉是肉鳞[5]，致钵中，跳跃不止。以诸味置[6]钵中，悉化为水。时寺中方刈蓝作靛，试取少靛置钵中。此虫绕钵畏避，须臾虫化为水。世人以靛治噎疾。

《国史补》：言有白岑者，疗发背，其验十全。后为淮南十

---

① 杂录：原无此二字，今据底本目录补。

② 著：原脱，今据程本补。

③ 宪：原作“显”，程本亦同。但《北梦琐言》作者名孙光宪，故校注者改之。

④ 当啮处灸：原作“齿当灸之”，今据程本改。

⑤ 肉鳞：程本作“鱼鳞”。

⑥ 置：原脱，今据程本补。

将节度使[1]高适，胁取其方，然不甚效。岑至九江，为虎所食，驿吏于囊中得其真方，太原王升之写以传布。后鲁国孔南得岑方，为王传，号灵方，至今。具于后。吕君子西华，洛阳人，孤贫无家，著作郎韦颙与其先有旧，以其子妻之。应秀才，五举不第，与同志张元伯入王屋山，时莫知之者。俄而华疽发背，脓血被[2]身，筋骨俱见，告元伯曰："吾将死矣！扶至于水傍，俟天命而已。"元伯无可奈何，因从其言，露卧数宿。忽有一胡僧，振锡而至，视其疮曰[3]："膜尚完，可治也。"乃出合中药，涂于软帛上，贴四五日生肌，八九日肉乃平，饮膳如故。僧云："吾将它适[4]，虑再发此疾无药疗。"因示其方，令秘之。西华顿首曰："微吾师，遗骸丘亩矣。虽力未能报，愿少伸区区。何遽言别乎？"僧曰："始以君病而来，今愈吾去矣，安用报为？"乃去，数步之间不复见。西华归，以事白韦，韦因请其方，西华不与。韦知其终不可得，乃白于考功裴辉卿员外，请以名第啖[5]而取之。裴如其言，西华对曰："愚修文以求名，不沽方以求进。"竟下第而返。后河南尹闻之，谓韦曰："有一计取之。"韦曰："何计？"曰："陷于法禁，免其罪而购之。"逾月，果罹其罪，狱成引决，亲喻之，令出其所秘方，可以免雪。西华守死，无求免之色，尹无奈何，乃释之。西华知失考功之旨，又见薄于外舅，虽精苦日甚，而文趣转疏。如是经五稔，见黜于春官，乃罢去。薄游梁宋间，姨弟李潜尉商[6]邱，淹延半岁，以

① 十将节度使：原作"十节将度使"，今据程本改。
② 被：原作"破"，今据程本改。
③ 曰：原作"白"，今据程本改。
④ 适：原作"时"，今据程本改。
⑤ 啖：原作"陷"，今据程本改。
⑥ 商：原脱，今据程本补。

酒肉过量，疽复发，既笃，复以前方疗之，惧人知之，忧疑阻丧，久不能决。潜知其意，乃喻之曰："闻神授名方，今病亟矣，奈何惧潜见方之故，忽死而不治，岂保生承继之意也？"西华不得已，口授之。潜欲审其事，皆三反覆之，及药成，潜亲敷之。寻疾平，乃游荆蛮，不知所之。潜于是手[1]疏五十本，遍遗亲戚，以矫西华之僻。前润州金坛县尉得其方，每贮其药物，尝游西蜀，活将死者五六人。每欲传其事贻于后，以家故行役，未谐此意。贞元十年冬十月，偶于秋浦与霍愿同诣周南宅，夜话既久，言及方书，遂授之于周南，令志之。方曰：此发背者，自内而出外者也。热毒中膈，上下不以[2]，蒸背上虚处，先三五日隐脉妨闷，积渐成肿，始[3]出皮肤，结聚成脓也，其方如后。

白麦饭石颜色黄白，类麦饭者尤佳，炭火烧，出，醋中浸十遍止，末　白蔹末与石等份　鹿角二三寸截之，不用自脱者，元带脑骨者，即非自脱[4]，炭火烧烟尽为度，杵为末，依前二味

上并捣细末，取多年米醋于铫中煎，并令鱼眼沸，即下前件药末，调如稀饧[5]，以篦子涂敷肿上，只当疮头留一指面地，勿令合，以出热气，如未脓，当内消。若已作头，当撮小。若日久疮甚，肌肉损烂，筋骨出露，即布上涂药，贴之疮上，干即再换。但以鬲中不穴，无不瘥。疮切忌手触，宜慎之。刘梦得《传信方》亦出，不如此之备。

《北齐书》：杨遵彦患发背肿，马嗣明以炼石涂之便瘥。其

① 手：原作"乎"，今据程本改。
② 上下不以：程本作"气血凝涩"。
③ 始：原作"治"，今据程本改。
④ 自脱：原作"自□"，今据程本补。
⑤ 饧：原作"锡"，今据程本改。

方：取粗黄石如鹅卵大，猛火令赤，内酽醋中。因有屑落醋中，频烧石尽，取屑，暴，捣，和醋涂于肿上，与白岑方相类也。

《独异志》：唐贞观中，张宝藏为金吾长上[1]，尝因下直，归栎阳，路逢少年畋猎，割鲜野食，倚树叹曰："张宝藏身年七十，未尝得一食酒肉如此者，可悲哉！"旁有僧指曰："六十日内，官登三品，何足难也。"言讫不见，宝藏异之。即时还京师，时太宗苦于气痢，众医不效，即下诏问殿廷左右，有能治此疾者，当重赏之。宝藏曾困其疾，即具疏乳煎荜茇方。上服之，立瘥。宣下宰臣，与五品官。魏征[2]难之，逾月不进拟。上疾复发，问左右曰："吾前服乳煎荜拨有功。"复命进，一啜又平。因思曰："尝令与进方，入五品官，不见除授，何也？"征惧曰："奉诏之后，未知文武二吏。"上怒曰："治得宰相，不妨已授三品官，我天子也，岂不及汝耶？"乃厉声曰："与三品文官，授鸿胪寺卿。"时正六十日矣。其方：每服用牛乳半升[3]，荜茇三钱匕，同煎减半，空心顿服。

《马提刑》：记医先祖忠肃公，天圣中，以工部尚书知濠州，家有媪病漏，盖十余年。一日老兵扫庭下，且言："前数日过市，有医自远来，道疮漏可治，特顷刻之力耳。"媪曰："吾更医多矣，不信也。"其党有以白忠肃公者，即为召医视之，曰："可治无疑。须活鳝一，竹针五七枚。"医乃掷鳝于地，鳝因屈盘，就盘以竹针贯之，覆疮良久，取视，有白虫数十，如针著鳝。医即令置杯中，蠕动如线。复覆之，又得十余枚，如是五六。医者曰："虫固未尽，然其余皆小虫。"竟请以常用药敷之，时

---

① 长上：程本作"卫士"。

② 征：原作"证"，今据程本改。下同。

③ 升：程本作"斤"。

家所有，槟榔、黄连为散敷之。医未始用药，明日可以干艾作汤，投白矾末三二钱，洗疮，然后敷药。盖老人血气冷，必假艾力以佐阳，而艾性亦能杀虫也。如是者再，即生肌，不一月当愈。既而如其言。医曰："疮一月不治则有虫，虫能蠕动，气血亦随之，故疮漏不可遽合，则结痛，实虫所为。"又曰："人每有疾，经月不痊，则必惫虚劳，妇人则补脾血，小儿则防惊疳，二病则并治瘴疠。"医无名于世，而治疾有效，亦良医也。又其言有理，故并录之。

子瞻杂记

男子之生也覆，女子之生也仰，其死于水也亦然。男内阳而外阴，女子反之，故《易》曰：坤至柔而动也刚。《书》曰：沉潜刚克。古之达者盖知此也。秦医和曰：天有六气，淫为六疾。阳淫热疾，阴淫寒疾，风淫末疾，雨淫腹疾，晦淫惑疾，明淫心疾。夫女阳物而晦时，故淫则为内热蛊惑之疾。女为蛊惑，世知之者众，其为阳物而内热，虽良医未之言也。五劳七伤皆热汗而蒸，晦者不为蛊则中风，皆热之所生也。医和之语，吾尝表而出之，读《左氏春秋》书此。

枲耳，并根、苗、叶、实，皆濯去沙土，悬阴干，净扫地上，烧为灰，汤淋取浓汁，泥连二灶炼之，灰汁耗，即旋取傍釜中已滚灰汁益之。经一日夜不绝火，乃渐得霜，干，瓷瓶盛之。每服早晚，临睡酒调一钱匕，补暖，去风，驻颜，不可备言。尤治皮肤风，令人肤华清净。每洗面及浴，取少许如澡豆用，尤佳，无所忌。昌图之父从谏，宜州文学，家居于邕，服此十余年，今七八十，红润轻健，盖专得此药力也。

杜甫诗有《除莸草》一篇，今蜀中谓之毛琰。毛芒可畏，触之如蜂虿。然治风疼，择最先者，以此草点之，一身皆失去。叶背紫者入药。

仆有一相识，能治马背骢。有富家翁买马，值百余千，以有此病故，以四十千得之。已而置酒饮人，求为治之。酒未三行，而骢以正，举座大笑。其方用烹猪汤一味，暖令热浴之，其马随手即正不复回，良久乃以少冷水洗之，此物能令马尾软细，及治焦秃，频以洗之，不月余，效极神良。秘之！秘之！

马肺损，鼻中出脓，医所不疗，云肺药率用凉冷，须食上饮之，而肺痛畏草所制，不敢食草。若不食而饮凉药，是速其死也，故不医。有老卒[1]教予："以芦菔根煮糯米粥，入少许阿胶啖之，马乃敢食。食已，用常肺药，入诃[2]黎勒皮饮之。凉药为诃子所涩于肺上，必愈。"用其言，信然。

---

① 卒：原作"率"，今据程本改。

② 诃：原作"阿"，今据下文"诃子"及程本改。

腧穴图

自大拇指端當脚跟向後至曲瞀大横紋名穴

自鼻端量向上循頭縫至腦後名啞門禁穴

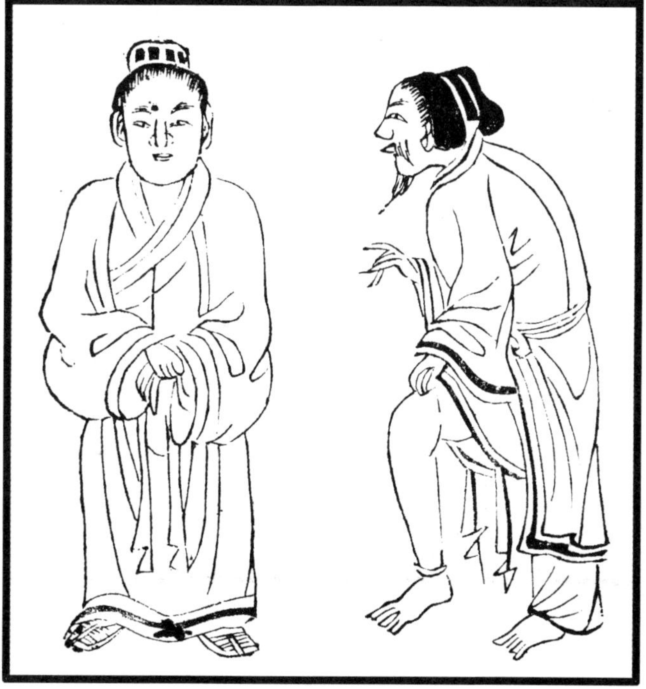

循脊骨引繩頭向下至繩盡處量自脊骨以墨點之

合以口繩子按於口上鈎起繩子中心至鼻柱下便齊兩吻截斷

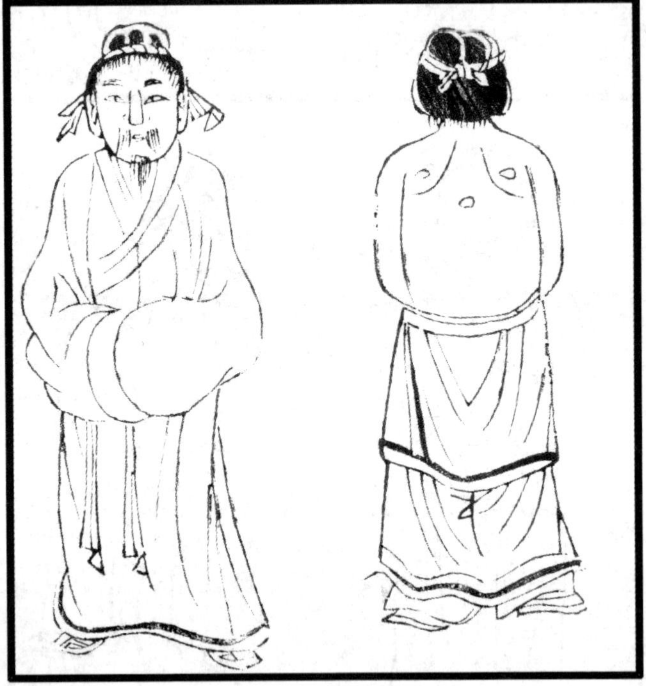

将量口吻繩子展直於前来脊骨上點墨處橫量頭以白圈記灸穴墨點處不是穴以上第一次點之穴

取一繩繞項向前雙垂與鳩尾齊

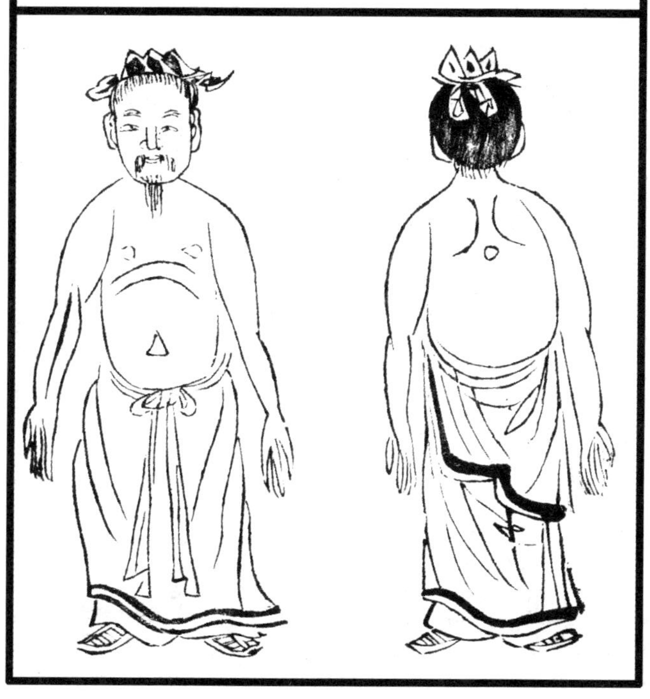

翻繩頭向項後以繩兩頭夾項雙垂循脊骨向下至兩繩頭盡處以墨點記之

以繩子令人合口橫量齊兩吻截斷

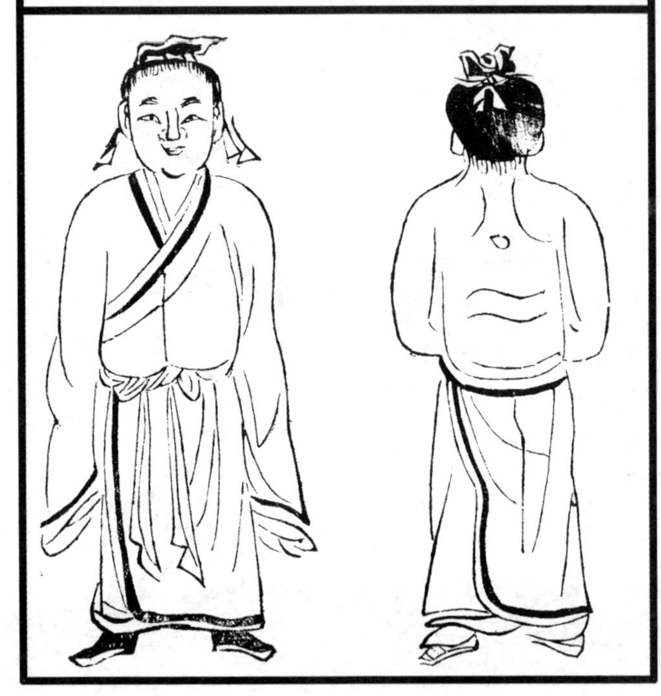

用量口吻繩子於脊骨墨點上兩頭以白圈記白圈者是灸穴墨點處不是灸穴

以上第三次量口吻繩子於第二次雙繩頭盡處墨點上直上

量繩盡頭用白圈記

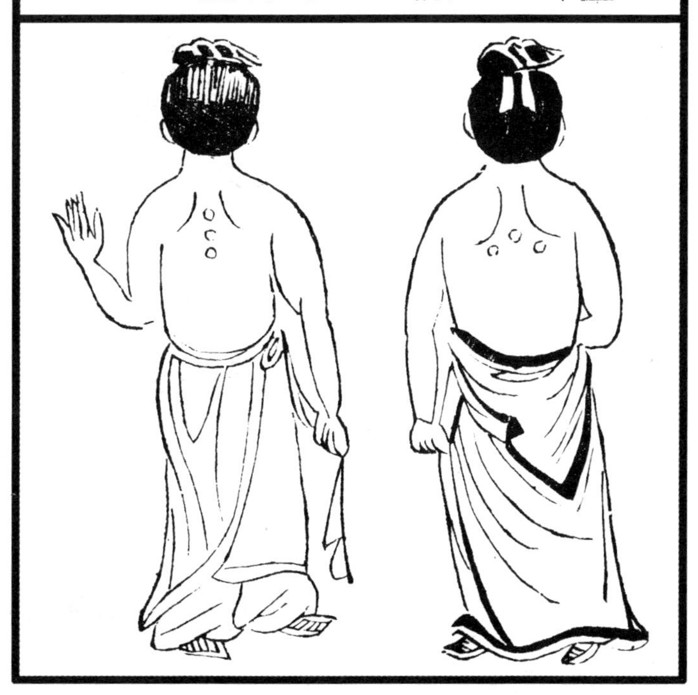

巳上是第三
次點之穴

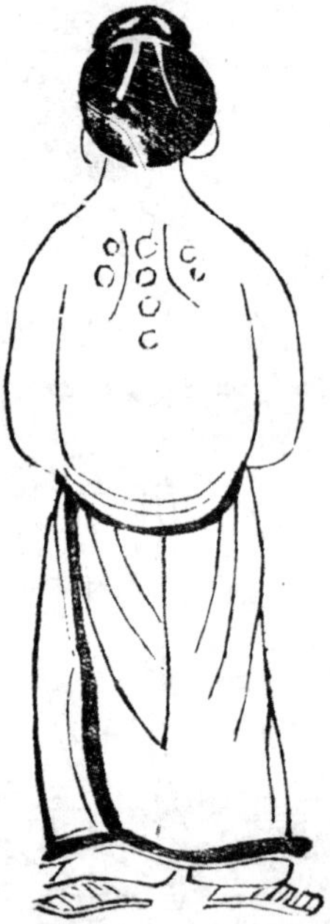

杨寿祺题跋

《苏沈良方》十卷，明嘉靖刊本。首序未具姓氏，但云“雅日慕苏沈之书，晚晏方获录册，不知谁之缮写，忆自宋梓来也”，次为林灵素序，序后有腧穴图三叶，卷末有“黄中南校正康王庙前陆氏刊”双行木记一方。康王庙苏城有之，未知别处有否？此书武英殿本八卷，为从《永乐大典》内录出者。鲍氏丛书本乃重刻乾隆间程永培本，而以殿本校订者，多沈括原序，而无首序、林序及腧穴图，似程本非从此本所出也。《苏沈良方》为常见之书，嘉靖本亦难云珍贵，然而二百年前传世已稀，迄今已四百余年，全书完整如新，实为罕见之孤本也。

一九五四年十月

吴县杨寿祺识

索　引

（按笔画排序）

五画

六画

七画

八画

九画

十画

十一画

十二画

十三画

十四画

十五画及以上